T0219985

Springer Wien New York

Renate Csellich-Ruso

Oma, Opa und ich

Bewegungsspaß für Alt und Jung

SpringerWienNewYork

Mag. Renate Csellich-Ruso
Wien, Österreich

© 2006 Springer-Verlag/Wien
Printed in Austria

SpringerWienNewYork ist ein Unternehmen von
Springer Science+Business Media
springer.at

Produkthaftung: Sämtliche Angaben in diesem Fachbuch erfolgen trotz
sorgfältiger Bearbeitung und Kontrolle ohne Gewähr. Insbesondere Angaben über
Dosierungsanweisungen und Applikationsformen müssen vom jeweiligen Anwender
im Einzelfall an Hand anderer Literaturstellen auf ihre Richtigkeit überprüft
werden. Eine Haftung des Autors oder des Verlages aus dem Inhalt dieses Werkes ist
ausgeschlossen.

Umschlagbild: Getty Images / Photographer's Choice / Daughter (6–8) and mother of
three generation family jumping rope / David Young-Wolff
Satz und Layout: wolf, www.typic.at
Druck: G. Grasl Ges. m. b. H., 2540 Bad Vöslau, Österreich

Gedruckt auf säurefreiem, chlorfrei gebleichtem Papier – TCF
SPIN: 11532880

Mit 12 Abbildungen

Bibliografische Information der Deutschen Bibliothek
Die Deutsche Bibliothek verzeichnet diese Publikation in der Deutschen
Nationalbibliografie, detaillierte bibliografische Daten sind im Internet über
http://dnb.ddb.de abrufbar.

ISBN-10 3-211-29119-9 SpringerWienNewYork
ISBN-13 978-3-211-29119-1 SpringerWienNewYork

Geleitwort

In einer Zeit der Generationenentfremdung und dem Trend zur Ein-Kind-Familie gelang es der Autorin ein Buch zu schreiben, das eine Trendwende signalisiert.

In einer ganzheitlichen Sicht der körperlichen, vor allem sensorischen Entwicklung, wie auch der Förderung intellektueller Fähigkeiten wird der Bewegung und der emotionalen Bewegtheit von Kind und Großeltern Rechnung getragen. Es gehört zu den emotionalen Vorrechten der Großeltern nicht mehr den ordnenden und aktiv strukturierenden Erziehungsaufgaben nachkommen zu müssen. Verwöhnungshaltung und mit sozialer Leichtigkeit Kinder ins Leben mitbegleiten zu dürfen ermöglichen Kindern die Welt in einer anderen Form kennenzulernen. Am jahreszeitlichen Lebenslauf gibt die Autorin das Frühlingserwachen aller Sinne vor, ermöglicht in Kommunikationsform zwischen den Kindern und ihren Großeltern das ausbalancierte Wahrnehmen in sommerlicher Ferienzeit erleben zu dürfen, der herbstlichen Jahreszeit wird der Ernte und der Wetterwendigkeit gedacht und schließlich dem Winter mit der häuslichen Ausgeglichenheit und den festlichen Gefühlen von Weihnachten und Jahreswechsel ein Feld bereitet.

Einem Liederbuch ähnlich werden Spiele und Übungen von körperlicher Aktivität dem Jahreskreiszyklus angepasst und fördern so Kommunikation und Fitness Generationen übergreifend.

Der neue und moderne Ansatz eines Umdenkprozesses hin zu der Schöpfung innerfamiliärer Ressourcen ist mit diesem Buch gelungen und möge Anregung aller Sinne von Alt und Jung sein.

Oktober 2005 *Dr. Max H. Friedrich e.h.*

Vorwort

„Meine Oma oder mein Opa, die machen das mit mir!", erzählte Lukas stolz im Freundeskreis. „Das tut uns allen gut. So haben wir viel Freude miteinander!", meinte ein Großvater.

Um sich zu entwickeln, brauchen Kinder unterschiedliche Bewegungsmöglichkeiten und Bewegungsräume. Kinder wollen von sich aus Neues erforschen und entdecken. Sie sind ständig aktiv. Im Miteinander-Spielen erweitern sie unaufhörlich ihre geistigen und körperlichen Fähigkeiten. Sie lernen, sich besser zu konzentrieren, Probleme zu lösen, erwerben soziale Kompetenzen und nebenbei verschiedene Sachkenntnisse.

Zum aktiv sein ist es nie zu spät. Das gilt für alle Menschen und Lebenslagen. Altern ist ein Vorgang, der viele Lebensbereiche umfasst, sowohl die biologischen, körperlichen als auch die sozialen und psychologischen. Es gibt kein Alter, ab dem Mann oder Frau zu alt wäre, um neue Kontakte zu knüpfen, Neues zu erlernen oder auftauchende Probleme zu lösen. Wie alt man sich fühlt, hängt auch vom körperlichen Wohlbefinden ab. Darum werden körperliches Wohlbefinden, Gesundheit und Fitness immer wichtiger. Im Alter fit und gesund bleiben, gewissermaßen dem biologischen Alter ein Schnippchen zu schlagen, ist das erklärte Ziel vieler älterer Menschen.

Während der ersten Lebensjahre entwickeln Kinder vielfältige Fähigkeiten und Fertigkeiten. Ältere Menschen durchleben zumeist die gegenteilige Entwicklung. Was liegt also näher, als gemeinsam die Welt wieder neu entdecken? Miteinander erleben Großeltern und Enkelkinder Freude und Spaß an der Bewegung. Gemeinsam statt einsam wird wieder entdeckt, Neues ausprobiert und/oder erworben.

Das vorliegende Buch erklärt im ersten Abschnitt die geistigen und körperlichen Zusammenhänge. Darauf aufbauend beinhaltet der zweite Teil viele Spiel- und Übungsvorschläge, deren Ziel ein lustvolles Mit- und Voneinander-Lernen ist.

Nun wünsche ich Ihnen noch viel Vergnügen und Freude beim gemeinsamen Erleben und miteinander Handeln.

Inhalt

Theoretische und wissenschaftliche Grundlagen

Grundsätzliches zur kindlichen Entwicklung

Der erlösende Anruf kam zeitig am Morgen. Sarah war geboren. Als ich sie kurz darauf besuchte, blickte sie mich mit ihren großen blauen Augen an. Sie war so klein und zart – einfach zum In-den-Arm-Nehmen. In meinen Arm gekuschelt betrachtete sie vorerst neugierig mein Gesicht und meinen roten Schal. Und das, obwohl sie noch gar nicht gut sehen konnte.

Wie bei jedem gesunden Baby waren auch bei Sarah alle menschlichen Sinne intakt und angelegt. Wie alle Neugeborenen konnte sie vorerst nur unkontrollierte Massebewegungen durchführen.

Mitunter drückte Sarah ihr aktuelles Befinden lautstark aus. Sowohl die Lautstärke bzw. Lautheit, als auch die Melodie (Tonhöhenbewegung) und die verwendete Klangfarbe ließen ihre Befindlichkeit erahnen. Schließlich macht der Ton die Musik oder die sprecherisch-paraverbalen Ausdrucksmittel (Geißner, 1981, S. 53).

Fühlte sie sich wohl, lag sie ganz entspannt in ihrem Bettchen. Sobald sie Hunger litt, drückte sie das auch körperlich aus. Dann krümmte sich ihr ganzer kleiner Körper und ihr Gesicht verzog sich zu einer schmerzhaften Grimasse.

Sarahs Mutter interpretierte Sarahs stimmliche Äußerungen ebenso wie ihren gesamten körperlichen Ausdruck. Beide Ausdrucksmittel, in Bezug zueinander gesetzt, ermöglichten ihr Sarahs Äußerungen zu verstehen. Auf jegliche Fehlinterpretation folgten Sarahs mehr oder weniger heftige kindliche Proteste.

Bei all dem kommen Babys, wie Sarah, erstaunlicherweise ohne ein einziges Wort aus. Daraus lässt sich der Schluss ziehen, dass sowohl die sprecherischen (paraverbalen) Ausdrucksmittel als auch die mimisch-gestischen (extraverbalen) Ausdrucksmittel wesentlich mehr zum Verstehen beitragen als Worte (Geißner, 1981, S. 53).

Dem würden viele Erwachsene sofort lautstark widersprechen. Sie würden den sprachlich verbalen Ausdruck als den entscheidenden bezeichnen. Das obige Beispiel zeigt jedoch, dass dem nicht so ist, übrigens nicht nur in der Kindersprache (Geißner, 1981, S. 53).

Egal welche Ausdrucksform, allesamt handelt es sich um unterschiedliche Formen von Bewegung. Für ein Baby bringt eine erstmals ausgeführte neue Bewegung viele neue Eindrücke. Das Gehirn erhält vielfältige und vielfache Informationen über den eigenen Körper und seine Umgebung. Diese vielen Informationen können vorerst weder erfasst noch richtig eingeordnet werden.

Aufbau einer Nervenzelle

Sobald Sarah etwas wahrnahm, wandelten sich die verschiedenen aufgenommenen Reize in bioelektrische Energie um. Damit die nunmehr vercodierten Informationen weitergeleitet werden können, bedarf es einer großen Anzahl von Nerven oder Nervenbündeln. Den gesamten Organismus durchziehen Milliarden an Nervenzellen. Zum Zeitpunkt der Geburt sind viele Nervenzellen oder Neuronen bereits angelegt. Der Form nach ähneln sie einem Baum. Jedes reife Neuron besitzt ein ausgedehntes „Wurzelsystem". Diese Wurzelfortsätze, oder Dendriten, geben die Information an den Stamm, das Axon oder den Neurit weiter. Axone können extrem lang sein. Um die einlangenden Informationen an die nächsten sich in diesem Schaltkreis befindlichen Neuronen weiterzugeben, sind die Axone an ihrer Spitze, ähnlich einer Baumkrone, stark verzweigt. Zwischen den Dendriten und dem Axon befindet sich eine verbreiterte Region. Sie wird Zellkörper genannt. Er enthält den Zellkern und sorgt für die grundlegenden Stoffwechselvorgänge in der Zelle. Innerhalb jedes einzelnen Neurons werden Informationen durch kurze elektrische Impulse (Aktionspotentiale) übertragen. Am Ende eines Axons angelangt, muss der Impuls zum nächsten Neuron gelangen. Dazu muss er einen Spalt, die so genannte Synapse, überwinden. Zum Informationsaustausch werden im synaptischen Spalt chemische Botenstoffe (Neurotransmitter) freigesetzt. Die Neurotransmitter binden sich an die Dendriten der nächsten Nervenzelle. Diese Abfolge aus elektrischer Erregung und biochemischer Übertragung wiederholt sich in jeder Nervenzelle und an jeder Synapse des zusammenhängenden Nervenverbandes. Die Synapse ist der Kommunikationspunkt zwischen den verschiedenen Nervenzellen.

Der Unterschied zwischen kindlichen Nervenzellen und jenen eines Erwachsenen besteht in der Anzahl der miteinander verschalteten Synapsen. Langfristig bleiben nur jene Synapsen bestehen, die oftmals Impulse weiterleiten und oder empfangen.

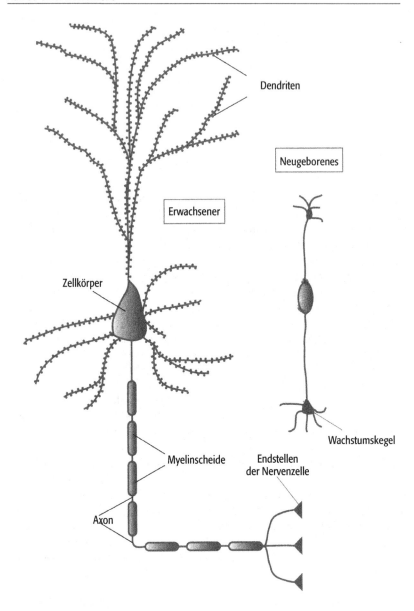

Abb. 1. Strukturen der Nervenzellen im Gehirn eines Neugeborenen und eines Erwachsenen [nach Eliot (2003), S. 38]

Während der Schwangerschaft werden die meisten Synapsen gebildet. Die so genannte Synaptogenese beginnt bereits in der fünften Schwangerschaftswoche. Sie endet zumeist erst nach dem zweiten Lebensjahr. Im Laufe der Schwangerschaft bilden sich bis zu 15 000 Synapsen an jedem einzelnen Neuron des Gehirns. Umgerechnet entspricht das einer Anzahl von 1,8 Millionen Synapsen pro Sekunde (Huttenlocher, 1980, S. 517–527).

Vorerst legt der Organismus eine unendlich verschwenderisch erscheinende Anzahl an Synapsen an. Das Wachstum von Axonen und Dendriten zum jeweiligen Bestimmungsort ist großteils genetisch bestimmt. Sobald sich jedoch die Fasern miteinander verbinden und ihre Tätigkeit aufnehmen, spielt der immer wiederkehrende Gebrauch eine bedeutende Rolle.

Alles was Sarah sieht, hört, berührt, fühlt, ertastet oder denkt löst in den jeweiligen Synapsen elektrische Aktivitäten aus. Kinder, die vielfache und vielfältige Anregungen seitens ihrer Umwelt erfahren, bilden rasch stabil bleibende neuronale Netzwerke im Gehirn. All die anderen, kaum oder wenig benützten Synapsen verkümmern mit der Zeit und sterben ab. Letztlich bleiben nur jene Synapsen erhalten, die oftmalig gebraucht werden. Folglich bedeutet lebenslängliches Training auch lebenslängliches Erhalten der miteinander in Verbindung stehenden Synapsen.

Damit die eng nebeneinander liegenden Nervenzellen keine Kurzschlüsse produzieren, sind sie zusätzlich isoliert. Die einzelnen Neuronen werden dafür mit einer Lipidschicht (Myelinscheide) ummantelt. Die wichtigste Funktion der Myelinscheiden besteht jedoch im Beschleunigen der elektrischen Signale. Um Informationen weiterzuleiten, sind die Membranen der Nervenzellen durchlässig. Das birgt auch das Risiko in sich, dass Informationen auf dem Weg zum Gehirn „verloren" gehen können. Genau das verhindern die Myelinscheiden. Sie bewirken ein Versiegeln eventuell entstandener Löcher.

Bei erstmaligem Gebrauch entstehen im Gehirn vorerst instabile neuronale Netzwerke. Stabil bleiben diese Netzwerke nur durch mehrmaligen Gebrauch. Um stabil zu werden, müssen Bewegungsfolgen mehrmals durchgeführt werden. Das Gehirn ältere Menschen, die ständig mit neuen geistigen Herausforderungen konfrontiert werden, baut wesentlich langsamer ab als das Gehirn älterer Menschen ohne geistige Herausforderung.

In all seinen Anlagen ist der menschliche Organismus so einfach wie möglich und nur so komplex wie notwendig gebaut. Zugegeben, manche Dinge, wie etwa Gehirnzellen, sind in scheinbar verschwenderischer Anzahl angelegt.

7

Das Gehirn

Vereinfacht lassen sich Aufbau und Funktionsweise des Gehirns folgendermaßen beschreiben: Wenn Sie zwei Fäuste bilden und sowohl Unterarme als auch Fäuste aneinander legen, entspricht das nunmehr entstandene Gebilde in etwa dem Zentralnervensystem. Die Unterarme repräsentieren das Rückgrat, die beiden aneinander gelegten Fäuste das Gehirn. Betrachtet man das Gebilde nun von oben, so fällt die Zweiteilung auf. Alle tief im Inneren der Fäuste befindlichen und somit verborgenen Bereiche sind, im wahrsten Sinne des Wortes, lebenswichtig. Bewusstes Denken ist die höchste Funktion, zu der der Mensch fähig ist. Entwicklungsgeschichtlich betrachtet ist diese Fähigkeit jedoch sehr spät entstanden, vergleichsweise also noch sehr jung. Bewusstes Denken und Sprache sind Funktionen, die vermehrt nahe der Oberfläche der beiden Hemisphären verarbeitet werden.

Zellentwicklung und Auslese

Um Reize aufzunehmen, zu verarbeiten und Reaktionen auszulösen, bedarf es entsprechend spezialisierter Zellen. Die Spezialisierung der Zellen beginnt bereits mit den ersten Zellteilungen. Wo auch immer die entstandenen Vorfahren der späteren Nervenzellen durch Wanderung (Migration) landen, treffen sie auf bereits bestehende, spezialisiertere Zellen. In allen Bereichen des Systems finden die gleichen Vorgänge statt. Vorerst entstehen neue Zellen (Neurogenese), diese wandern (Migration) und bilden Synapsen. Danach kommt es zur Auslese und zur Myelinisierung. Je nach Lage der betreffenden Zellen erfolgt die Myelinisierung zu unterschiedlichen Zeitpunkten.

Stark vereinfacht verläuft die Entwicklung des Gehirns von unten nach oben, bzw. von tief innen liegenden Schichten nach oben außen. Diese Entwicklung entspricht dem jeweiligen entwicklungsgeschichtlichen Entstehen und Reifen der einzelnen Abschnitte.

Das Rückenmark und das Stammhirn zählen entwicklungsgeschichtlich zu den ältesten Abschnitten. Beide Abschnitte sind bei der Geburt praktisch vollständig ausgebildet.

Die mittleren Abschnitte bilden das Zwischenhirn und das Mittelhirn. Hier beginnt das Ummanteln der Axone bereits knapp nach der Geburt. Darauf folgen die subkortikalen Bereiche des Vorderhirns (einschließlich des Thalamus und der Basalganglien) sowie Teile des limbischen Systems.

Ganz zuletzt werden die entwicklungsgeschichtlich jüngsten Abschnitte, die Vorderhirnhemisphären, gebildet. Diese Reihenfolge ist durchaus sinnvoll. Sie entspricht den allmählich reifenden geistigen Fähigkeiten.

Während in den oberen, bzw. vorderen Bereichen des Gehirns die Zellteilung noch weitergeht, lassen sich im Stammhirn bereits verschiedene Gebiete unterscheiden.

Hirnstamm

Zum Hirnstamm zählen das verlängerte Mark, die Brücke und das Mittelhirn. Im Hirnstamm werden die Wahrnehmungen von Haut und Gelenken an Kopf, Hals und Gesicht verarbeitet. Außerdem die einlangenden Informationen des Gehör- des Gleichgewichts- und des Geschmackssinnes.

Verlängertes Mark

Direkt über dem Rückenmark, dort wo das Rückenmark in den Hirnstamm eintritt, verbreitet es sich zu einem etwa fingerdicken Streifen, dem verlängerten Mark. Das verlängerte Mark umfasst mehrere Zentren, die lebenserhaltende Funktionen wie Verdauung, Atmung und Herzrhythmus kontrollieren.

Brücke

Die meisten Neuronen durchlaufen den Bereich der Brücke. Viele der Fasern kreuzen einander hier. So kontrollieren beispielsweise die motorischen Bereiche der linken Gehirnhälfte die rechte Körperseite. Die meisten Hirnnerven verlassen, bzw. erreichen das Gehirn im Bereich des Marks oder in der sich daran anschließenden Region der Brücke. Dort befinden sich mehrere lebenswichtige Zentren wie das Atemzentrum und jenes, das die Darmfunktion und den Herzschlag steuert.

Durchläuft ein Impuls die Brücke, so trifft er danach auf eine netzförmig aufgebaute Struktur. Tatsächlich ist sie komplexer und verwirrender aufgebaut als das übrige Gehirn. Sie kontrolliert beispielsweise den Schlaf-Wach-Rhythmus und den Helligkeitsgrad des Bewusstseins. Dieser Teil des Gehirns ist mit vielen motorischen Nervenzellen sowie anderen Bereichen des Gehirns verbunden und somit am Integrieren und Verarbeiten sensomotorischer Reaktionen beteiligt. Mit dem Begriff Sensomotorik wird die durch Reize bewirkte Gesamtaktivität in sensorischen und motorischen Teilen des Nervensystems und des Organismus bezeichnet (Duden, Band 5, 1990, S. 711).

Außerdem werden der Kreislauf, der Blutdruck, der Herzrhythmus, das Atemzentrum und die Verdauungsprozesse reguliert.

Das Mittelhirn befindet sich oberhalb der Brücke. Es kontrolliert viele sensorische und motorische Funktionen, etwa die Augenbewegungen. Es koordiniert visuelle und auditorische Reflexe.

Kleinhirn

Das Kleinhirn ist eine faltige verdickte Struktur unterhalb der Großhirnrinde und hinter dem Hirnstamm. Es besteht aus einem unglaublich dichten Geflecht von Nervenzellen. Und das, obwohl es nur ein Zehntel der Größe des Gehirns misst. Im Kleinhirn finden sich die Hälfte aller Gehirnneuronen. Das Kleinhirn wird von den meisten Bereichen des Gehirns mit Informationen versorgt. So etwa vom motorischen Kortex über geplante Bewegungsfolgen. Es unterstützt die motorischen Bereiche des Gehirns beim Orientieren im Raum und beim Koordinieren feiner Bewegungen der Arme, Beine und Augen. So teilen Gehörsinn, Gesichtssinn und der Gleichgewichtssinn dem Kleinhirn die tatsächlich stattfindenden Bewegungen mit. Durch Vergleiche aller Informationen ist das Kleinhirn fähig, die motorischen Befehle zu modifizieren. Dadurch wird sichergestellt, dass die Bewegungen auch planmäßig ablaufen.

Zwischenhirn

Das Zwischenhirn befindet sich oberhalb des Mittelhirns und umfasst zwei Strukturen. Vom Zwischenhirn gelangen viele zuvor verarbeitete Informationen weiter zur Großhirnrinde. Im Zwischenhirn werden endokrine Vorgänge sowie Vorgänge in den Eingeweiden und den Verdauungsorganen reguliert.

Großhirnhemisphären

Womit wir endlich bei den Großhirnhemisphären, dem Kortex, angelangt sind. Er teilt sich bekanntlich in zwei Hemisphären. Die Großhirnhemisphären bestehen auch noch aus drei tiefer innen liegenden Strukturen: den Stammganglien, dem Hippocampus und dem Mandelkern (Amygdala).

Die Stammganglien werden auch Basalganglien genannt. Sie befinden sich unter den Lappen der Großhirnrinde über dem Hirnstamm und neben dem Thalamus. Sie stehen in enger Verbindung mit dem Thalamus. Die Stammganglien sind bei allen willkürlichen Bewegungen aktiv. Schä-

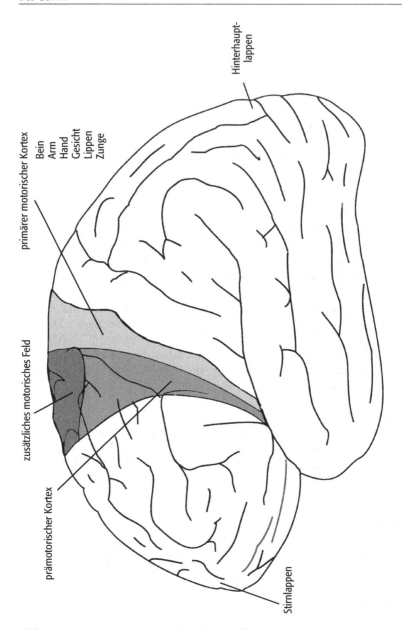

Abb. 2. Wichtige motorische Felder der Großhirnrinde. Repräsentierte „Landkarte" des Körpers im Gehirn [nach Eliot (2003), S. 378]

den der Stammganglien machen Sprechen, Gehen, oder Schreiben extrem mühsam.

Die Stammganglien üben eine wichtige Kontrolle über die motorischen Abläufe aus. Sie unterdrücken unwillkürliche Bewegungen und lassen erwünschte Bewegungen stattfinden.

Wie erzeugt das Gehirn einzelne Bewegungen?

Wollen Sie beispielsweise den rechten Oberarmmuskel bewegen, so geht der entsprechende Befehl von den motorischen Feldern des linken Stirnlappens der Großhirnrinde aus. Bekanntlich wechseln die Nervenfasern auf dem Weg vom Gehirn ins Rückenmark auf die gegenüberliegende Körperseite (Kontralateral). Dementsprechend steuert die linke Gehirnhälfte die Bewegungen der rechten Körperseite und umgekehrt. In der Großhirnrinde gibt es drei motorische Felder. Sie wurden in der hinteren Hälfte der Stirnlappen lokalisiert. Die dementsprechenden Bezeichnungen lauten: primärer motorischer Kortex, zusätzliches motorisches Feld und prämotorischer Kortex. Dem Namen gerecht werdend, steuert der primäre motorische Kortex willkürliche Bewegungen. Die beiden anderen Bereiche haben höhere Funktionen. Sie sind imstande, komplexere Bewegungsabläufe zu planen und „auszuführen". Sinnvollerweise erstreckt sich das primäre motorische Feld vor jenem Kortexbereich, der für Berührungswahrnehmungen zuständig ist. Ebenso wie der somatosensorische Kortex enthält auch das motorische Feld bzw. der motorische Kortex eine verzerrte und auf den Kopf gestellte „Landkarte" des Körpers (sensorischer Homunculus). Das schmale, näher bei den Schläfen liegende Ende des motorischen Kortex kontrolliert die Kopf- und Gesichtsmuskel. Das breite, dem Scheitel nahe liegende Ende steuert die Bewegungen der Beine und der Füße. Der dazwischen befindliche, mittlere Bereich beinhaltet die Repräsentationen von Armen und Händen. Die Landkarte ist deshalb so verzerrt, weil Hände, Finger und Sprechwerkzeuge einerseits mehr Muskel enthalten und andererseits wesentlich komplexere, fein aufeinander abgestimmte Bewegungsabläufe vollführen können. Die möglichen, fein aufeinander abgestimmten Bewegungsabläufe bedeuten mehr Impulse und bedingen daher mehr Raum. Sowohl Beine, Füße und auch der Rumpf besitzen weniger Muskeln und vollführen zumeist weniger feine Bewegungen, benötigen daher weniger Platz und sind daher auf der „Landkarte" kleiner repräsentiert.

Die Bewegungen eines Neugeborenen sind großteils unkontrolliert und reflexhaft. Erwachsene sind in der Lage, viele feinmotorische Bewegungen

13

auszuführen. Um bis ins hohe Alter beweglich zu bleiben, bedarf es des täglichen Übens. Die miteinander verbundenen Nervengeflechte innerhalb des Gehirns bleiben nur dann stabil, wenn sie mehrmals aktiviert werden. Ohne mehrmaliges Aktivieren laufen die Synapsen Gefahr, wieder ausgedünnt zu werden. Dadurch können Fähigkeiten – quasi über Nacht – wieder verloren gehen.

In meinem persönlichen Umfeld lebt ein älterer, von mir sehr geschätzter Herr. Seine Fähigkeiten sind auch im achtzigsten Lebensjahr bewundernswert. Für ihn ist es selbstverständlich, sich sowohl körperlich, als auch geistig zu betätigen. Bis heute hält er viel besuchte Seminare, schreibt Fachartikel und Bücher. Seine wissenschaftlichen Vorträge sind von Studenten sehr gut besucht. Das tägliche Schwimmtraining hält ihn körperlich fit. So fit, dass er im Stande ist, beschwerliche Reisen nach Südindien oder in die Wüste zu unternehmen.

Vom Durchführen einer Bewegung

Bleiben wir beim zuvor verwendeten Beispiel des Beugens des rechten Armes. Alleine das Vorhaben des Beugens des rechten Armes bewirkt viele verschiedene Schritte. Zuerst werden die Neuronen der linken Gehirnhälfte im Bereich „Arm" aktiv. Die vom Gehirn ausgelösten Aktionspotentiale gelangen abwärts ins Rückenmark (und in die Pyramidenbahn – Tractus corticospinalis) bis zu jenen Motoneuronen, die ihrerseits mit den Synapsen der Muskelfasern des Bizeps verbunden sind. Erst dort kann die bisher nur geplante Bewegung umgesetzt werden. Durch das Zusammenziehen des Bizeps ändert sich dessen Länge und Spannung. Diese Veränderungen werden wiederum von den Propriozeptoren wahrgenommen. Die Propriozeptoren informieren das Gehirn über jegliche Art von Muskelaktivitäten, Lage der Gelenke, Muskelspannung und Muskeldehnung. Sie sind für die Wahrnehmung körpereigener Reize wie Berührung, Temperatur und Schmerz zuständig. Die derart gewonnenen Reizeindrücke gelangen nun wieder aufwärts über das Rückenmark zum Gehirn. Erst dort erfolgt das bewusste Wahrnehmen. Dieses sich ständig rückkoppelnde System bewirkt einerseits, dass die Muskelkraft genau dosiert werden kann, und andererseits das Wahrnehmen der Krümmung des rechten Armes.

Gleichzeitig findet im Trizeps, dem Gegenspieler (Antagonisten) des Bizeps, die gegenläufigen Bewegungen statt. Es kommt zum Drosseln der Aktivitäten der Motoneuronen. Dadurch entspannen sich diese Muskeln. Dieses Entspannen vermindert die Aktivität der Trizeps-Propriorezeptoren.

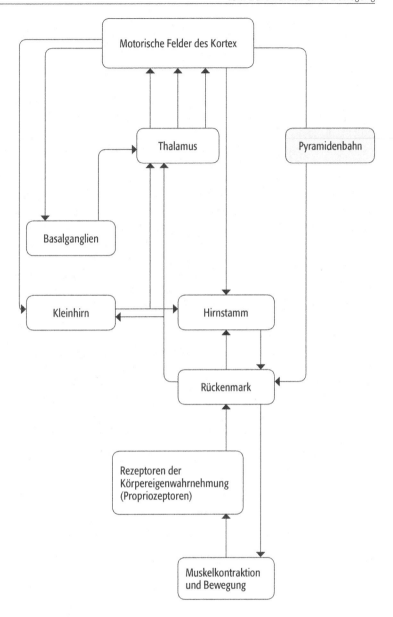

Abb. 3. Schematische Darstellung des komplexen Schaltkreises von willkürlichen Bewegungen [nach Eliot (2003), S. 382]

Die nunmehr veränderten Reizeindrücke gelangen über das Rückenmark (Pyramidenbahn) aufwärts ins Gehirn und in den Kortex.

Zusätzlich zu dem gekrümmten Armmuskel müssen auch die anderen Muskeln der Hand und des Unterarms mitgesteuert werden. Zeitgleich sendet auch der Gesichtssinn all die Eindrücke in den Kortex. Alle eintreffenden visuellen Informationen werden ebenfalls verarbeitet. Deren Erkenntnisse wirken entsprechend auf die motorischen Schaltkreise ein, sodass schlussendlich alle Muskelbewegungen genau koordiniert werden können.

Selbst komplizierteste Vorgänge laufen innerhalb kürzester Zeit ab, ohne dass wir uns normalerweise Gedanken darüber machen. Die Fähigkeit des Sich-bewegen-Könnens muss immer wieder trainiert werden, sonst verkümmert sie. Besonders deutlich wurde mir das, als ich einen Schädel-Hirn-Trauma-Patienten begleiten durfte: Nach dem Erwachen aus dem Koma musste er viele Bewegungsabläufe neuerlich, vorerst bewusst steuern lernen. Er benötigte viele Wochen des manchmal verzweifelten Bemühens, nur um die Finger seiner rechten Hand wieder einigermaßen bewegen zu können. Heute kann er wieder selbständig schreiben. Dafür musste er viel üben. An seinem oftmals schweißüberströmten Gesicht konnte ich erahnen, welche Kräfte dafür mobilisiert werden müssen, was für gewaltige Leistungen dafür notwendig sind und wie selbstverständlich diese gesunden Menschen erscheinen.

Gerade weil sich dieses Buch sowohl an Eltern als auch an ältere Menschen richtet, ist es mir besonders wichtig zu betonen, dass sich vielfaches und vielfältiges Bewegen, gemeinsam mit geistigen Herausforderungen, positiv auf die eigene Gesundheit und das Wohlbefinden auswirken. Wie Muskeln, die durch ausreichende Bewegung ihre Substanz beibehalten, so ist auch das Gehirn umso leistungsfähiger, je mehr es gefordert und trainiert wird.

Motorische Entwicklung

Kurz nach ihrer Geburt war Sarah lediglich im Stande, unkontrollierte Massebewegungen auszuführen. Zumeist lag sie ruhig da und schlief. Acht Wochen später war aus dem vorerst ruhigen Baby ein wahres Energiebündel geworden. Kaum wach, strampelte, trat und fuchtelte sie mit ihren kleinen Händen herum. Ständig war sie in Bewegung.

Um die über dem Bett montierte Rassel zu erreichen, fuchtelte und schlug Sarah anfänglich mit ihrem ganzen Arm in die entsprechende Richtung. Sarahs Verhalten war durchaus normal. Bereits acht Tage alte Babys strecken ihre Arme vermehrt nach dem Spielzeug oberhalb ihres Bettes aus (Pehoski in Eliot L (2001) Was geht da drinnen vor? Berlin-Verlag, S. 398).

Dieses Sich-Strecken bildet eine Vorübung für das spätere Greifen. Vorläufig benützte sie dafür die ganze Hand; dann Daumen und mehrere Finger, um schließlich, gegen Ende des ersten Lebensjahres, nur mehr mit Daumen und Zeigefinger, dem echten Zangengriff, zu greifen.

Immer wieder versuchte sie, mit ihren ungelenken Beinen die an der Klangharfe befestigte Kugel zu treten. Zumeist erwischte sie die Kugel nur zufällig. Sobald das geschehen war, gab die Klangharfe wunderbare Töne von sich. Doch auch da hielt sie zumeist nur kurz inne.

Sie schien ganz versessen darauf zu sein, sich zu bewegen. Immer wieder, ganz beharrlich, versuchte sie die Kugel mit ihren Beinchen zu erwischen. Immer öfter gelang ihr das auch. Sie trainierte hart und übte täglich mehrere Stunden. Jedes Mal war sie ganz entzückt, wenn sie es geschafft hatte. Tatsächlich verbesserten sich dadurch ihre motorischen Fähigkeiten. Ihre Muskeln wurden stärker und auch die neuronalen Schaltkreise begannen sich aufeinander einzustellen. Durch ihre verbesserten Fähigkeiten und Fertigkeiten wuchsen ihr Selbstbewusstsein, das Selbstvertrauen und das Gefühl von Selbständigkeit.

Manchmal fragte ich mich, ob sie diese Fähigkeit des beharrlichen Übens auch als Erwachsene beibehalten würde.

Nie mehr erwarb Sarah so viele verschiedene neue Fähigkeiten und Fertigkeiten wie im ersten Lebensjahr. All ihre Übungen und ihre Bemühungen folgten einem geheimen Plan, nämlich jenem des Reifens des Gehirns. Sarah konnte neue Fertigkeiten und Fähigkeiten nur dann erwerben, wenn ihr Gehirn auch tatsächlich reif dafür war. Die gesamte ablaufende motorische Entwicklung ist also ein Produkt aus Genen und Umwelt. Die Gene bestimmen weitestgehend, aber nicht ausschließlich, den Zeitpunkt, wann neue Fähigkeiten erworben werden können.

Grundlagen der körperlichen Entwicklung

Interessanterweise durchlaufen beinahe alle Babys aller Kulturen diese Entwicklung in der beschriebenen Reihenfolge. Natürlich gibt es individuelle Unterschiede in der kindlichen Entwicklung. Obwohl am gleichen Tag geboren, durchlaufen auch Zwillinge diese Entwicklung individuell. Was dazu führen kann, dass ein Geschwisterkind im Entwickeln grundlegender Fähigkeiten dem anderen um einige Monate voraus ist.

So habe ich besorgte Eltern von Zwillingen erlebt, deren erstgeborener Sohn alle nur erreichbaren Dinge sofort in den Mund steckte. Der Zweitgeborene schaffte das jedoch erst einige Monate später. Doch im Durchschnitt absolvieren gesunde Babys aller Kulturkreise die motorischen Meilensteine ungefähr um dieselbe Zeit. Die meisten können mit etwa einem halben Jahr greifen und sitzen. Die meisten lernen gegen Ende des ersten Lebensjahres laufen.

Die Tabelle gibt einen Überblick über das Durchschnittsalter des Erreichens dieser Fähigkeiten. Ungefähr die Hälfte aller Kinder erreicht den angeführten Meilenstein bereits davor. Die andere Hälfte irgendwann danach. Es gilt als völlig normal, dass ein Kind den angegebenen Durchschnittswerten um einige Wochen oder Monate voraus oder hinterher ist.

Lukas beispielsweise lernte erst im Alter von 6 Monaten seinen Kopf unter Kontrolle zu bringen und mit 9 Monaten rollte er, anstelle zu krabbeln. Trotzdem lag auch seine individuelle Entwicklung durchaus im Normbereich. Heute ist seine Grob- und Feinmotorik bestens entwickelt. Durch sein Rollen verfügt er über ein ausgezeichnetes Gleichgewichtssystem. Das kam und kommt ihm beim Erlernen neuer Sportarten sehr zu gute.

Übrigens: Zum Lernen neuer Sportarten ist es nie zu spät! Es muss ja nicht Turmspringen oder Snowboarden sein. Nordic Walking – richtig durchgeführt –, Schwimmen oder Radfahren fördern die Fitness ebenso.

Typischer Beginn (in Monaten)	Grobmotorische Fähigkeiten
1–2	Hält den Kopf stabil und aufrecht
2–3	Hebt Kopf und Brust auf Arme oder Bauch gestützt
2–3	Sitzt angelehnt
3–4	Dreht sich vom Bauch auf den Rücken
6–7	Dreht sich vom Rücken auf den Bauch
6–8	Freies Sitzen
8–9	Zieht sich selbst zum Stehen auf
9	Krabbelt
9–10	Geht an der Hand
11–12	Steht frei
12–13	Selbständiges Gehen

Typischer Beginn (in Monaten)	Feinmotorische Fähigkeiten
1–3	Wirkungslose Greifversuche
3	Willkürliches Greifen
4–5	Erfolgreiches Greifen und Festhalten
6–7	Kontrolliertes Greifen und Festhalten
9	Zangengriff (Daumen und Zeigefinger)
10	Klatscht in die Hände
12–14	Grobes Loslassen von Gegenständen
18	Kontrolliertes Loslassen

Abb. 4. Grob- und feinmotorische Fähigkeiten eines Kindes [nach Eliot (2003), S. 375]

Im Wesentlichen erfolgt das Reifen der motorischen Fähigkeiten in drei großen Schüben: Die Entwicklung vollzieht sich von den „niederen" zu den „höher" liegenden Gehirnregionen. Lange vor der Geburt entwickeln sich die motorischen Schaltkreise im Rückenmark und im Hirnstamm, danach jene im primären motorischen Kortex und schließlich die in den übergeordneten motorischen Feldern.

Der zweite Entwicklungsschub betrifft die zentralen Körperpartien. Die Entwicklung erfolgt auch hier von innen nach außen. Vorerst lernt ein Baby Kopf- und Rumpfmuskel unter Kontrolle zu bringen. Hals- und Rumpfmuskel werden weitgehend von den motorischen Schaltkreisen des Hirnstamms gesteuert. Erst später vermag es, die über den Kortex gesteuerten Muskel und Gliedmaßen unter Kontrolle zu bringen.

Der letzte große Entwicklungsschub vollzieht sich im primären motorischen Streifen. Er beeinflusst in entscheidendem Maß die motorische Entwicklung.

Abgesehen vom täglichen Üben, spielen auch noch viele andere Faktoren eine Rolle. Dazu zählen die Geschwindigkeit der gesamten sensorischen Entwicklung, das Körperwachstum, die zur Verfügung stehende Kraft, und auch die Ernährung.

Bewusstes Greifen

Besonders intensiv waren Sarahs Bewegungen in der Mitte der Schwangerschaft. Ihr geschäftiges Treiben war eine wesentliche Voraussetzung für das Kräftigen ihrer Muskeln und das Feinabstimmen der sich entwickelnden motorischen Schaltkreise. Alle Bewegungen, die Sarah im Uterus geübt hatte, haben das Wachsen der Dendriten und der Synapsen des Gehirns entscheidend beeinflusst.

Mit wenigen Wochen wollte Sarah die über dem Bett montierte Rassel erreichen. Dafür fuchtelte und schlug sie anfänglich mit ihrem ganzen Arm in die entsprechende Richtung. Sarahs Gehirn musste dafür das Strecken der Schulter, des Ellbogens und der offenen Hand miteinander koordinieren. Das Strecken war eine Vorübung für das spätere Greifen. Erst durch die vielfältigen Bewegungserfahrungen war es ihr schlussendlich möglich, zwischen dem Strecken der Hand und dem Strecken des Armes zu unterscheiden. Mit etwa drei Monaten führte sie ihre ersten realistischen Greifversuche durch. Erst mir vier oder fünf Monaten gelangen ihr die ersten erfolgreichen Greifversuche. Allmählich lernte sie einen Gegenstand zu ergreifen und auch festzuhalten.

Lassen sich die motorische Fähigkeiten beeinflussen?

Wie beschrieben, entwickeln beinahe alle Kinder die gleichen motorischen Fähigkeiten innerhalb des ersten Lebensjahres. Und doch sind für manche Unterschiede die Gene und die Umwelt verantwortlich. Neugierige, aktive Babys lernen früher greifen als andere. Der individuelle Rhythmus bestimmt den Zeitpunkt des Greifens, Sitzens oder Laufens. Eine wesentliche, für die Entwicklung entscheidende Rolle spielt jedoch die vielfältige und vielfache Bewegungserfahrung. Nur wiederholtes Üben ermöglicht es den komplexen motorischen Schaltkreisen sich aufeinander einzustellen, sodass zielgenaue und koordinierte Bewegungen möglich sind. Und das gilt nicht nur für Babys, sondern auch für ältere Menschen. Babys sind von sich aus unglaublich motiviert, mit ihrer Umgebung in Kontakt zu treten und stundenlang zu üben. Älteren Menschen fällt das viel schwerer. Sich gemeinsam mit einem Kind zu bewegen fällt vielen Menschen viel leichter. Das Kind erwirbt dabei neue Fähigkeiten und Fertigkeiten. Ältere Menschen können dadurch ihre Fähigkeiten und Fertigkeiten zumindest beibehalten. Das bedeutet voneinander lernen und nebenbei spielerisch das körperliche Wohlbefinden fördern.

Mit allen Sinnen

Tasten und Spüren

„Oma, bitte, einmal zweimal dreimal", so wollte Sarah zu Bett gebracht werden. Nur so, das wusste sie ganz genau. Während der entspannenden Massage erzählte sie Oma noch kurz etwas vom vergangenen Tag. Meist fielen ihr schon nach wenigen Sätzen die Augen zu. Jedes Mal musste Oma darüber schmunzeln. So einfach war das bei Sarah. Sie wurde schon als Baby von ihrer Mutter viel massiert und gestreichelt. Sarah war zwar kein „Frühchen", doch konnte sie, bedingt durch die rasche Geburt, ihre Körpertemperatur nicht gut halten. Richtig wohl fühlte sie sich nur, wenn sie auf ihrer Mutter liegen durfte oder von ihr getragen wurde. Sie genoss es sichtlich, gestreichelt und gehalten zu werden. Im Übrigen tat das auch ihrer Mutter gut. So lernte Sarahs Mutter ihr Kind bei Unruhe zu massieren. Dadurch ließ sich Sarah fast immer beruhigen. Sie schätzte diese Art des Beruhigt-Werdens so sehr, dass sie die Massage manchmal lautstark einforderte. Am Abend wurde daraus ein richtiges Einschlafritual. Das liebevolle Streicheln, Massieren, Tragen und Wiegen schien auch ihre Entwicklung zu unterstützen. Übrigens, auch Oma genoss es, ihre Enkelin zu berühren, zu massieren und zu streicheln.

Viele Jahre später fand Oma ein Buch, in dem geschrieben stand, dass Massage als Therapie höchst wirksam sei. Massierte Kinder würden besser schlafen, seien ausgeglichener und litten weniger unter Angst und Stress. Dort war auch zu lesen, dass der klinische Verlauf verschiedenster medizinischer Befunde, wie Diabetes, Krebs, Autismus, Hauterkrankungen, Essstörungen und auch Asthma durch Massagetherapie verbessert werden konnte. Sarahs Mutter meinte auf Befragen, sie hätte das rein instinktiv getan.

Gleichgewichtssinn

„Oma, schau!", plumps war Sarah umgefallen. „Macht nichts!". Sofort stand sie wieder auf und versuchte es neuerlich. Nach etlichen Fehlversuchen hatte sie es geschafft. Strahlend blickte sie zu Oma. Jetzt konnte sie frei auf dem Balken herumgehen. Das Gleichgewicht auf dem schmalen Balken zu halten war anfangs ganz schön schwierig. Gleich darauf sprang Sarah vom Balken herunter und lief zum Ringelspiel. Dort drehte sie sich lachend ganz schnell im Kreis. Sie genoss die raschen Drehungen. Ihr konnte es nicht schnell genug gehen. Oma und Opa wurde schon vom Zusehen ganz schwindlig. Da sie nahe genug bei Sarah waren, konnten sie beobachten, wie sich Sarahs Augen, kurz nachdem Sarah vom Ringelspiel gesprungen war, in die der Drehung entgegengesetzte Richtung bewegten. Dieses Phänomen wird als vestibulärer Nystagmus bezeichnet.

Das Reifen des gesamten kindlichen Vestibulärapparates (Gleichgewichtsapparates) im Ohr ist unter anderem für die Körperhaltung wichtig. Üblicherweise sind gesunde Menschen in der Lage, ihren Körper im Gleichgewicht zu halten. Egal ob sie sich drehen, sich niederlegen oder nur aufrecht gehen wollen. Der Gleichgewichtssinn, der Drehsinn und jener für Raumlage funktioniert weitestgehend, ohne dass wir Bewusstsein darüber erlangen. Dadurch ist es möglich, harmonische Bewegungsabläufe durchzuführen und gleichzeitig das Gleichgewicht aufrecht zu erhalten.

Melanie, Sarahs Sandkistenfreundin, fiel es auch noch mit zweieinhalb Jahren schwer das Gleichgewicht zu halten. Sarahs motorische Fähigkeiten unterschieden sich sehr von jenen Melanies. Der Kinderarzt meinte vorerst, das würde sich schon geben. Erst im fünften Lebensjahr fiel auch dem Kinderarzt Melanies mangelhafter Gleichgewichtssinn und die damit in Zusammenhang stehenden mangelhaften motorischen Fähigkeiten auf.

Später in der Schule plagte sich Melanie sehr. Wenn sie gemeinsam mit ihren Schulkollegen die Stiegen zum Turnsaal hinunter steigen sollte und dabei ihren Turnsack trug, stürzte sie immer wieder. Üblicherweise ermöglicht die Tiefensensibilität solche Handlungen durchzuführen, auch ohne optische Kontrolle.

Auch beim Schreiben oder Malen wurden ihre Defizite rasch deutlich. Melanies Mund war ständig offen. Beim Erarbeiten der einzelnen Buchstaben bewegte sie völlig unbewusst die Zunge ständig mit. Dieses Mitbewegen bezeichnet man als „kinästhetisches Lesen". Ihr fiel es schwer, Gesehenes, Gehörtes oder Gefühltes zu gliedern. So war es ihr manchmal unmöglich, aus all den Geräuschen rund um sie herum, die Stimme ihrer Lehrerin herauszufiltern.

Üblicherweise ist das Gehirn im Stande, auch nur teilweise wahrnehmbare Gegenstände zu einem sinnvollen Ganzen zu ergänzen. Auch dann, wenn der tatsächlich wahrnehmbare Sessel vom idealen Prototyp mit vier Beinen und Lehne abweicht. Ebenso gelingt das bei nur teilweise gehörten Worten, dem in der Hosentasche nur teilweise erfühlten Schlüssel oder bei einer bekannten Melodie.

Die Fähigkeit des Einordnens und Gliederns von Gesehenem, Gehörtem oder Gefühltem ermöglicht uns verbal zu beschreiben, was sich vor, neben, hinter, über oder vor einem anderen Gegenstand befindet. Der Vorgang des Gliederns wurde von Sindelar als „Figurgrundwahrnehmung" oder „Figurgrunddifferenzierung" bezeichnet.

Melanie litt unter Wahrnehmungsstörungen, Konzentrationsproblemen und Lernschwierigkeiten. Einer Studie zufolge leiden viele Kinder mit Schwächen des Gleichgewichtssinnes an ähnlichen Symptomen wie Melanie. Schwächen des Gleichgewichtssinnes wurden mit emotionalen Problemen, Autismus und Sprachstörungen in Verbindung gebracht.

Vom Hören

Wie die meisten Kinder liebte auch Sarah Musik. Sie bevorzugte vor allem jene Schlaflieder, die sie als Ungeborene vernommen hatte. Tatsächlich hören Babys ab dem Zeitpunkt der Gehörreife, also ab dem zweiten Drittel der Schwangerschaft. Das Gehör ist zwar schon früh funktionsfähig und als Organ einigermaßen ausgereift, die Hörfähigkeit an sich reift aber sehr langsam.

Vorerst registriert das Ohr lediglich Schallwellen. Diese werden in elektrische Signale umgewandelt. Von dort gelangen die akustischen Informationen über die verschiedenen Strukturen der Hörbahn im Hirnstamm bis zur Hörrinde im Kortex. Danach werden die verschiedenen Signale in bislang bekannte Töne umgewandelt.

Voraussetzung für einen normalen Spracherwerb und für ein sinnvolles Verwenden der Sprache ist also ein intakter und funktionsfähiger Hör-Sprach-Kreis.

Sehen

Wie schon beim Beugen des Armes beeinflusst auch die Kontrolle der Bewegungen durch die Augen maßgeblich deren Ergebnis. Sarah vermochte mit dreieinhalb Monaten binokular – also beidäugig zu sehen. Das Tiefensehen ist besonders wichtig, um Gegenstände in geringer Entfernung zu fokussieren. Zwischen dem vierten und dem sechsten Monat verbesserte sich Sarahs Sehschärfe maßgeblich. Sie konnte nun sowohl ihr Ziel als auch die Position ihres Armes viel besser wahrnehmen. Bis etwa zum neunten Monat bildete das Sehen eine wesentliche Voraussetzung für das Greifen. Danach vermochte Sarah auch ohne hinzusehen einen Gegenstand zielsicher zu ergreifen.

Geistige Entwicklung

Kinder brauchen Bewegungsspiele

Bereits während der Schwangerschaft sammelte Sarah vielfältige Erfahrungen. Sie versuchte zu greifen, am Daumen zu lutschen, die Begrenzungen des Uterus zu ertasten, Schluckbewegungen zu vollführen, das eindringende Licht wahrzunehmen, Stimmen und Geräusche zu hören und mit der Schwerkraft umzugehen. Ob und wie Denkprozesse ablaufen, ist noch nicht ausreichend erforscht. Sicher ist jedoch, dass die geistige und körperliche Entwicklung eng miteinander verzahnt verläuft. Jeder einzelne dieser Entwicklungsschritte ist wichtig und notwendig.

Die anfänglich scheinbar sinnlosen Bewegungen eines Säuglings liefern ihm erste Informationen über den eigenen Körper. Vorerst probierte Sarah alle nur erdenklichen Bewegungsvarianten aus. Zum Greifen benützte sie vermehrt jene Hand, die dem gewünschten Spielzeug näher war. Es brauchte lange, bis sie im Spielen mit Händen und oder Füßen die Körpermitte kreuzte. Das geschah erst, nachdem ihr Gehirn ausreichend Bewegungserfahrung gesammelt hatte. Das dabei stattfindende Verinnerlichen der beiden Körperseiten nennt man Integrieren. Dadurch erlebt sich das Kind als sinnvolles, aufeinander abgestimmtes Ganzes. Erst dadurch ist es ihm möglich, sich im Raum zu orientieren. Mit der Zeit führt es Bewegungen verstärkt mit einer Körperseite aus. Die Spezialisierung hat stattgefunden. Aufbauend darauf entwickeln sich Jahre später die Begriffe rechts und links.

Sarah lernte sehr schnell, sich geschickt zu bewegen. Sie war fähig viele unterschiedliche Bewegungsfolgen willentlich auszuführen. Diese vielen kleinen Entwicklungsschritte waren notwendig, damit sie Bewegungsfolgen in der richtigen zeitlichen, räumlichen und rhythmischen Reihenfolge durchführen konnte.

Das dafür notwendige Planen und Durchführen der Bewegungen wird als Praxie bezeichnet. Viele Bewegungsfolgen sind emotional beeinflusst. Die sozialen Erfahrungen spielen gerade dabei eine große Rolle. Aus dem

Wissen über die eigenen körperlichen Grenzen und den dafür erforderlichen Raum erwächst ein Gefühl für den angemessenen sozialen Abstand zu anderen Menschen.

Stufen der Entwicklung

Sensomotorische Phase (0–18 Monate)

Jede für Erwachsene auch noch so sinnlos erscheinende Bewegung bedeutet für das kindliche Gehirn vielfache Informationen. Bis ein Kind genaue Bewegungsfolgen vollführen kann, vergehen viele Monate. Vorerst versucht es, den eigenen Körper unter Kontrolle zu bringen und die Handlungen bewusst zu steuern. Die ersten im Spiel hervorgebrachten Laute betrachteten die Forscher Piaget und Inhelder noch nicht als sprachliche Leistung an sich. Die beiden entdeckten, dass sich diese Laute auf die jeweilige Spielsituation oder auf das aktuelle Befinden bezogen. Dementsprechend bezeichneten sie die derart entstandenen Laute als Signallaute. Sie kennzeichnen den Beginn der Wahrnehmungsentwicklung.

Phase des Spracherwerbs (18 Monate–4 Jahre)

Nun lernt das Kind mit dem Symbol Sprache umzugehen. Im Spielen kommentiert es oder ahmt Vorgangsweisen und Fähigkeiten anderer nach, vornehmlich seiner unmittelbaren Umgebung. Worte ziehen es allmählich in seinen Bann.

Phase der Wahrnehmungsentwicklung (4–8 Jahre)

Ganz intuitiv will das Kind nun den Dingen auf den Grund gehen. Deshalb wendet und dreht es die Dinge und versucht, die Welt über seine Sinne zu erfassen. Es kann nach Größe, Farbe, Form und auch Richtung unterscheiden. Diese Phase wurde von Piaget und Inhelder folglich als die intuitive oder voroperative Phase bezeichnet.

Entwicklung höherer Funktionen (8–12 Jahre)

Die fortschreitende Entwicklung ermöglicht es dem Kind, über seine Beobachtungen und Handlungen nachzudenken. Es kann abstrakt denken, also Denkprozesse höherer Ordnung durchführen.

Sprechen ist Bewegung

Sprechen ist ein komplexer motorischer Vorgang, bei dem feinmotorische Bewegungsfolgen genau aufeinander abgestimmt werden müssen. Anfänglich erzeugte Sarah beim Spielen oder Kauen einfach nur Laute. Das heißt sowohl Vokale als auch Konsonanten. Die Unterschiede zwischen diesen Lauten sind einem Kind völlig egal. Während des Übergangs vom vorsprachlichen Stadium hin zu den ersten Worten „verlieren" Kinder scheinbar ihren gesamten bisherigen Lautbestand. R. Jakobson beobachtete diesen Aufbau „beim Studium der sich abbauenden Sprache bei pathologischen Sprachstörungen zentraler Natur" (Jakobson, 1969, S. 7).

Wunderbarerweise entwickeln beinahe alle Kinder ihre stimmlich kommunikativen Fähigkeiten mit nur wenigen Silben.

Dabei folgen sie ganz wenigen, sehr einfachen Lautgesetzen:

Vom Einfachen zum Komplexen. Im Mundraum von vorne nach hinten. Und so gegensätzlich wie möglich. Also größtmöglicher Gegensatz bei kleinstem Kraftaufwand.

Auch Sarahs Übungen folgten diesen Lautgesetzen. Vorerst verwendete sie zum Üben die wohl am leichtesten zu bildende Silbe „ma". Die Laute „m" und „a" bilden die Gegensatzpaare Vokal und Konsonant. Der Laut „a" wird durch maximales Öffnen des Mundes erzeugt. Ihm steht der Nasallaut „m" gegenüber.

Aus den Lauten „a" und „p" bildete sie die Kombination „pa". Beide Laute bilden einen maximalen Gegensatz. In dem Fall steht der maximale Öffnungslaut „a" dem Verschlusslaut „p" gegenüber. Die Laute bilden zusätzlich das Gegensatzpaar Konsonant und Vokal.

Durch einfaches Verdoppeln werden aus diesen beiden Silben „mama" und „papa". Zusätzlich bilden die Laute „p" und „m" ebenfalls einen maximalen Gegensatz von bilabialem und nasalem Laut.

Mit lediglich drei Silben lassen sich die Wunderworte „Mama", „Papa" oder „Gaga" bilden. Diese Kombinationen verwenden fast alle Kinder dieser Erde (Ferguson, 1964; Papousek, 1994, S. 19). Und zwar unabhängig davon, ob sie in der jeweiligen Muttersprache vorkommen oder nicht.

Erst nach lustvollem und langem Üben war Sarah fähig, die zum Sprechen notwendigen Muskeln, Bänder, Sehnen und Gelenke so zu koordinieren, dass die Reihenfolge der Laute Wörter und Sätze ergaben.

Kinder erlernen Sprache stufenweise. Dabei lernen sie größtmögliche Kontraste und keine einzelnen Formen an sich. Auf diese Weise lernen sie das jeweilige Phonemsystem der Muttersprache. Ein Phonem ist die kleinste bedeutungsunterscheidende Einheit innerhalb eines Sprachsystems. So unterscheidet sich das Wort „Hase" von „Hose" nur durch ein – eben bedeutungsunterscheidendes – Phonem.

Verschiedene Erklärungsversuche zum Spracherwerb

Sprache ist die komplexeste Leistung, zu der der Mensch fähig ist. Und trotzdem ist keine Sprache der Welt so schwer, als dass sie nicht von einem gesunden Kind in den ersten Lebensjahren scheinbar mühelos erlernt werden kann.

Wie Babys Sprache tatsächlich erwerben, ist bis heute ungeklärt. Alle Erklärungsversuche basieren vorerst auf theoretischen Überlegungen. Mittels bildgebender Verfahren können diese Annahmen nunmehr auf ihre Richtigkeit hin überprüft werden. Die vier bekanntesten Theorien tragen so unterschiedliche Namen wie Nativismus (Innatismus) bzw. Mentalismus, Behaviorismus, Kognitivismus (Konstruktivismus) und Interaktionismus. Mitunter weisen schon die jeweiligen Bezeichnungen auf die Grundüberlegungen hin.

Dem Nativisten Noam Chomsky zufolge entwickelt sich Sprache aus angeborenen sprachlichen Kategorien. Anhänger Chomskys würden sagen aus einem angeborenen Wissen um Grundstrukturen (Chomsky, 1968, S. 48–68). Allgemein sprechen Nativisten in diesem Zusammenhang von angeborenen Konstellationen, insbesondere Zeit- und Raumkonstellationen, die den Spracherwerb ermöglichen. Sarah verfügt, diesen Überlegungen folgend, über ein angeborenes Wissen allgemeiner Grammatik.

Einen eher psychologischen Erklärungsversuch lieferte der Behaviorist B. Skinner. Er meinte, der Spracherwerb würde durch Anregungen seitens der Umwelt in Gang gebracht werden (Skinner, 1993, S. 90). Also beispielsweise durch das „Bimmeln" der vorbeifahrenden Straßenbahn.

Die Kognitivisten (Konstruktivisten) Piaget und Inhelder meinten, dass erste sprachliche Strukturen durch angemessene (sensorische) Sinnesreize und die darauf folgenden (motorischen) Reaktionen in Gang gesetzt würden; sprachliche Strukturen also aus sensomotorischen Strukturen entstünden (Piaget, 1962; 1969).

E. Bates glaubte erkannt zu haben, dass erste sprachliche Strukturen durch aufeinander bezogenes Handeln – Interaktion – erworben würden (Bates, 1992, S. 180–185). Beispielsweise durch das Miteinander-Handeln von Mutter und Kind beim Wickeln oder Stillen.

Bisher konnte keine diese Theorien als alleinig richtige bestätigt werden. Jede der hier kurz beschriebenen Theorien ist wahrscheinlich am Spracherwerb beteiligt.

Sprechen und Sprachverarbeitung

Abgesehen von der Fähigkeit zu sprechen, ist die Sprachfähigkeit eine spezifisch menschliche. Ein frühes Konfrontieren mit Sprache ist die Voraussetzung dafür, dass Sprache erworben werden kann.

Taub geborene oder gehörgeschädigte Kinder beginnen zwar zu „lautieren", erlernen gesprochen Sprache jedoch nur in ungenügendem Maß. Ihnen fehlt die für den Spracherwerb so notwendige Rückkopplung durch das Gehör.

Bei den meisten Menschen ist die linke Gehirnhälfte die stärker verbal orientierte Seite. Interessanterweise befindet sich auch bei zahlreichen Linkshändern die dominante Sprachregion in der linken Hirnhälfte. Die rechte Gehirnhälfte entschlüsselt andere, für das Verstehen gesprochener Sprache wichtige Elemente des Sprechens. Sie ist für die musikalische Qualität, die Modulation, den Rhythmus, also für die Prosodie zuständig. Organisch lassen sich die Sprachbereiche im breiten zentralen Keil des linken Stirnlappens, dem Gyrus frontalis inferior, lokalisieren.

Das Wissen um die verschiedenen Sprachbereiche ist schon mehr als 100 Jahre alt. Damals entdeckten die Herren Pierre Paul Broca und Carl Wernicke verschiedene Sprachbereiche. Deren Modelle und Überlegungen sind, mit geringen Ausnahmen, bis heute gültig. Beide, sowohl Broca als auch Wernicke, dokumentierten verschiedene Aphasien. Als Aphasien werden Sprachstörungen, die auf Gefäßverletzungen, Tumoren oder Verletzungen anderer Art zurückzuführen sind, bezeichnet.

Pierre Paul Broca beschrieb erstmals die nach ihm benannten motorischen Sprachbereiche. Carl Wernicke entdeckte und beschrieb jene für das Verstehen von Sprache wichtigen Bereiche.

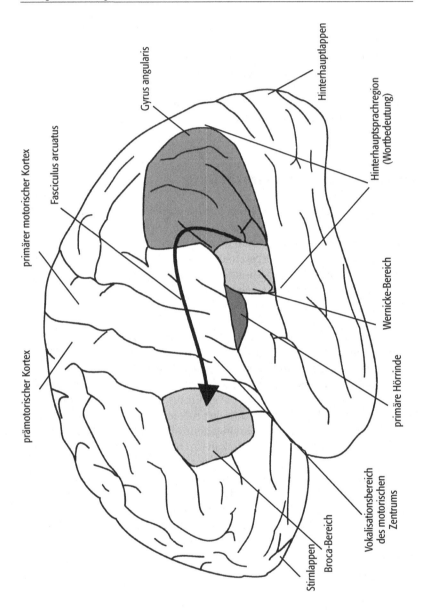

Abb. 5. Sprachbereiche des Gehirns [nach Eliot (2003), S. 510]

Der Wernicke-Bereich verarbeitet auditorische Eingangssignale der Sprache. Er ist für das Sprachverständnis wichtig. Er befindet sich in der Nähe des primären auditorischen Kortex. Einlangende Signale werden hier mit den Eindrücken anderer Sinnesorgane verknüpft. Der Broca-Bereich kontrolliert die Spracherzeugung. Er befindet sich in der Nähe jener Region des motorischen Zentrums, die für die artikulatorischen Mund- und Zungenbewegungen zuständig sind.

Lautes Wiederholen eines gedruckten Wortes (Sehen)

Beim Wiederholen eines gedruckten Wortes fällt der optische Eindruck vorerst auf die Netzhaut. Die dort einlangenden Reize werden in bioelektrische Energie umgewandelt und zum visuellen Kortex weitergeleitet. Neuere Befunde sprechen dafür, dass ein Teil der Impulse direkt zum Broca-Bereich gelangt, also den Wernicke-Bereich umgeht.

Ausgehend vom Zwischenhirn werden die eingehenden Signale zum primären auditorischen Teil weiterverschaltet. Danach gelangen sie in übergeordnete Kortexzentren. Dort werden sie verarbeitet und erst von hier gelangen die Informationen in den sensorischen Wernicke-Bereich. Vom Wernicke-Bereich gelangen sie schließlich in den motorischen Broca-Bereich. Erst jetzt wird die auditorische Wiedergabe (Repräsentation) in eine grammatische Struktur (Syntax) umgewandelt. Möglicherweise ist hier auch das Gedächtnis für Wortklangartikulation lokalisiert. Die Informationen über das Klangmuster eines Satzes werden in jene motorischen Kortexbereiche übertragen, welche die Aussprache kontrollieren.

Lesen

Beim Lesen verläuft die Sache ähnlich. Mittlerweile meinen die Wissenschafter, dass ein geschriebenes Wort direkt vom visuellen Kortexbereich zum Broca-Bereich weitergeleitet wird. Das würde ein unabhängiges Verarbeiten in gesonderten, speziellen Bahnen nahelegen. Diese Bahnen verfügen über einen eigenen Zugang zum motorischen Broca-Bereich und auch zu jenen Sprachbereichen, die Ausdruck und Bedeutung der gesprochenen Sprache analysieren.

Klangverarbeitung

Klänge werden völlig unabhängig von den üblichen, hoffentlich bedeutungsgeladenen Wörtern, verarbeitet. Die vorliegenden Befunde lassen auf zwei verschiedene Verarbeitungswege schließen. Einmal wird Klang als Medium der Sprache verarbeitet, das andere Mal als Klangbedeutung, d. h. als Inhalt der Sprache. Außerdem scheint eine davon völlig unabhängige Ausgangsstruktur für Nonsens-Wörter zu existieren.

Prosodie

Bis dato habe ich mich mit dem Produzieren und Wahrnehmen von Sprache beschäftigt. Die zum Verstehen ganz wichtigen Dinge, wie Betonung, Tonhöhe oder Sprachrhythmus, also die prosodischen Elemente, werden quasi nebenbei mitgeliefert. Es wird vermutet, dass bestimmte affektive Bestandteile beim Sprechen von spezifischen Verarbeitungsvorgängen in einer der beiden Großhirnhemisphären abhängen. Patienten mit Schäden im rechten vorderen Kortex sprechen immer, egal ob sie glücklich verliebt oder zu Tode betrübt sind, mit einer völlig flachen Stimme. Verläuft die Schädigung weiter hinten, so können die Patienten die Prosodie ihres Gesprächspartners nicht verstehen.

Spracherweitung/Wortschatzerweiterung

Vorsilbenstadium „Gurren"

Jedes Kind nimmt Sprache anfänglich ganz global wahr.

Während des Vorsilbenstadiums, des Gurrens, lauscht es vermehrt auf Stimmen und Geräusche. Dabei versucht es selbst Laute hervorzubringen.

Allmählich werden melodisch modulierte Laute hörbar. Beispielsweise versucht es beim Windel wechseln in den von den Bezugspersonen gemachten Pausen selbst „zu antworten" – es dialogisiert.

Silbenstadium Plappern

Auch wenn die wichtigsten Personen seiner Umgebung gerade nicht in seiner Nähe sind, plappert das Kind einfach vor sich hin. Es verwendet dabei zumeist frei erfundene, jedoch sinnvolle Silben für bekannte Gegenstände, Handlungen oder Personen. Es zeigt Wünsche durch sinnvolle Lautäußerungen an. Allmählich werden die ersten regulären Silben und Silbenkombinationen der jeweiligen Muttersprache hörbar.

Einwortstadium

Erst während des Einwortstadiums erfasst das Kind die Symbolfunktion von Sprache. Je nach Betonung hat das Wort „Ball" unterschiedliche Bedeutung. Sie reichen von „Wo ist der Ball?" bis zu „Gib mir bitte den Ball!"

Zwei-Wort-Sätze

Während des ersten Fragealters verwendet das Kind Kombinationen aus mindestens zwei verschiedenen Wörtern, die zueinander in einem sinnvollen Zusammenhang stehen wie „Oma, Ball?" oder „Hunger haben!"

Geformte Mehr-Wort-Sätze

Aus Zwei-Wort-Sätzen werden nunmehr Satzkombinationen mit mindestens drei verschiedenen Wörtern. „Mama, wo Ball?"

Satzentwicklung und Vollzug des Spracherwerbs

Mit dem berühmten und für alle anstrengenden Fragealter „Warum?" ist der kindliche Spracherwerb vollzogen.

Verschiedene Sprachstile

Sarah sprach immer ziemlich undeutlich. Sie betonte Worte ganz unterschiedlich. Dafür verwendete sie vor allem im Umgang mit ihrem Bruder viele grammatikalisch richtige formelhafte Phrasen. Sie war eine typische Vertreterin des expressiven Sprachstils.

Als Sarahs Bruder zu sprechen begann, sprach er gänzlich anders als seine Schwester. Alles was er sagte, war verständlich. Er artikuliert besonders deutlich. Bei ihm war die Zitrone eben die Zitrone, nicht der „toni". Er war ein typischer Vertreter des referentiellen Sprachstils.

Sicherlich, als Zweitgeborener war er mit unterschiedlichen Sprachangeboten konfrontiert. Sowohl mit der Sprache von Mutter und Vater sich selbst gegenüber, als auch mit dem unterschiedlichen Sprachangebot an seine ältere Schwester. Das wurde besonders deutlich, als Sarah einmal ihr Bilderbuch holen sollte. Rasch war der kleine Bruder mit dem gesuchten Buch zur Stelle. Durch sein Verhalten wurde seinen Eltern klar, dass sein Sprachverständnis dem Sprachgebrauch einige Monate vorausgeht. Offensichtlich verstand Sarahs Bruder wesentlich mehr Worte, als er selbst zu bilden imstande war.

Welches Kind welche Strategie zum Spracherwerb und warum wählt, ist bis heute nicht schlüssig erklärbar.

Schaffen einer sprachfördernde Umgebung und die Bedeutung der Bezugspersonen für den Spracherwerb

Kürzlich durfte ich ein wenige Wochen altes Baby betreuen. Deren sehr gebildete Mutter plauderte unentwegt mit ihrem Kind. In den von der Mutter gemachten Pausen, brabbelte die Kleine munter drauf los. Angesichts dieses „plaudernden" kleinen Wesens habe ich mich an jene Studien erinnert, die feststellten, dass Säuglinge von gebildeten Eltern mehr Ansprache erfahren, als andere Kinder. Das hängt sicher auch mit den verschiedenen

Lebensumständen zusammen. Ganz generell lässt sich sagen: Je mehr direkte Ansprache – also von Angesicht zu Angesicht – ein Kind erlebt, desto besser ist auch die sprachliche Entwicklung.

Kinder sind sowohl motiviert als auch fähig mit ihrer sozialen Umwelt in Kontakt zu treten. Dabei nehmen sie viele Aspekte der sozialen Umwelt mit all ihren Sinnen wahr. Die Bezugspersonen ihrerseits tragen viel zum Einüben grundlegender Fähigkeiten bei. Sie passen ihr Verhalten intuitiv und unbewusst dem kindlichen Verhalten an. Diese Vorgehensweise ist universell hinsichtlich Geschlecht, Altersgruppe, Kultur und Tradition. Innerhalb des von der Bezugsperson vorgegebenen Rahmens erwirbt ein Kind neue Fähigkeiten und Fertigkeiten, integriert Bekanntes und bereitet die nächsten Entwicklungsschritte vor.

Warum Bewegung wichtig ist

„Opa, komm, spiel mit mir!" Je kleiner Kinder sind, desto beharrlicher zwingen sie ältere Menschen zur Bewegung und zum Auseinandersetzen mit den kindlichen Wünschen und Überlegungen. Um miteinander zu spielen, muss geklärt werden, was wo wie zu tun oder auch zu unterlassen ist.

„Oma, ich kann das nicht, zeig mir, wie das geht!" Und schon ist das Fitnessprogramm für Oma gestartet. Sich gebraucht und als wertvolles Mitglied der Gesellschaft wahrzunehmen, ist für alle Menschen lebensnotwendig; egal ob jung oder alt.

Gemeinsam miteinander handeln und voneinander lernen ist das Ziel dieses Buches. Damit Sie viel gemeinsam mit Ihrem Enkelkind erleben können, habe ich viele verschiedene Anleitungen für Sie verfasst. Sollten Sie eine Übung wirklich nicht schaffen, können Sie sich von Ihrem Enkelkind dabei unterstützen lassen. Ganz nebenbei ergibt sich dadurch ein Gespräch zwischen den Generationen über die eigene Kindheit, die gemachten Erfahrungen und über die bevorzugten Spiele.

Ich erinnere mich sehr gerne an meine Großmutter, die mir, beinahe achtzigjährig, atemberaubende Kunststücke mit dem „Diabolo" vorführte.

Schaffen Sie eine entspannte Atmosphäre und suchen Sie dann jene Übungen aus, die Ihnen Spaß bereiten oder die Sie an die eigene Kindheit erinnern. Ihr Lieblingsspiel fällt Ihnen sicher wieder ein. Spielen Sie das doch gemeinsam. Sie werden staunen, welche Fähigkeiten, Fertigkeiten aber auch Vorlieben innerhalb einer Familie unbewusst weitergegeben werden.

Die verschiedenen Spielvorschläge und Übungen können, sollen und dürfen verändert und erweitert werden. Egal, ob die Übungen genau gelingen, der Spaß dabei ist wichtig.

Um selbst einzuschätzen, welche Fähigkeiten und Fertigkeiten wieder gefördert werden sollten, beantworten Sie bitte den Fragebogen für ältere Menschen. Seien Sie dabei so ehrlich zu sich selbst wie möglich. Zum Lernen ist es nie zu spät.

Ebenso wie für ältere Menschen habe ich einen Fragebogen für Kinder entwickelt. Auch diese Fragen bitte ich Sie, im Interesse des Kindes, so gewissenhaft wie möglich zu beantworten. Es liegt auch in Ihrer Hand, wie viele und welche Fähigkeiten und Fertigkeiten ihr Enkelkind entwickelt. Ein Teil an möglichen Schulproblemen lässt sich durch vielfältige Bewegungserfahrung, durch miteinander Reden und Handeln verhindern. In diesem Sinne wünsche ich Ihnen nun viel Vergnügen!

Fragebogen zur altersgemäßen Entwicklung des Kindes

Als Orientierungshilfe und als Anknüpfungspunkt für ein Gespräch mit den Eltern des Kindes ist dieser Fragebogen gedacht. Zumeist werden die Fähigkeiten und Fertigkeiten eines Kindes instinktiv richtig eingeschätzt. Im Interesse des Kindes beantworten Sie bitte die Fragen so ehrlich wie möglich. Während der ersten Lebensjahre sind kleine Probleme behebbar, die sonst während der Schulzeit als große Probleme wiederkehren.

Kreuzen Sie all jene Fragen an, die Sie mit NEIN beantworten würden:

- [ ] 1. Das Kind krabbelt sicher und geschickt.
- [ ] 2. Wenn es klettert, dann klettert es sicher hinauf und wieder herunter.
- [ ] 3. Es vertieft sich so sehr in ein Spiel, dass es die Welt um sich herum vergisst.
- [ ] 4. Es gelingt ihm gut sich im Raum zu orientieren, es stößt selten wo an.
- [ ] 5. Es findet sich zumeist gut zurecht. Auch an fremden Plätzen weiß es, dass es wieder zurückfinden kann.
- [ ] 6. Es dosiert die Kraft den Anforderungen oder dem Vorhaben entsprechend.
- [ ] 7. Es stürzt nur manchmal und verletzt sich dabei selten.
- [ ] 8. Wenn es sich verletzt hat, ist es eher schmerzunempfindlich.
- [ ] 9. Wenn es bastelt, schneidet, klebt oder malt ist es dabei geschickt.
- [ ] 10. Auch das Erlernen ungeübter Bewegungsfolgen fällt ihm/ihr leicht. Bei all dem verbleibt die Zunge im geschlossenen Mund.
- [ ] 11. Es dreht sich gern im Kreis. Das Kind tobt und spielt gerne.
- [ ] 12. Es ist fähig auch kleinste zielgerichtete Bewegungen durchzuführen. Es gelingt beispielsweise mühelos Bänder durch schmale Öffnungen hindurchzufädeln.

13. Dem Kind fällt es leicht, sowohl vorwärts als auch rückwärts auf einer Linie zu gehen.
14. Es erfasst die Wortbedeutungen vor, hinter, neben, über oder zwischen und kann sich dementsprechend bei einem Sessel positionieren.
15. Das Kind lässt sich gerne im Gesicht berühren.
16. Es läuft gerne barfuß.
17. Es beteiligt sich gern am gemeinsamen Spiel mit anderen oder mit Ihnen.
18. Es hält den Kopf gerne nach unten, betrachtet die nunmehr verkehrte Welt und schlägt gerne einen Purzelbaum.
19. Es schaukelt gerne.
20. Es bewegt sich auch in unebenem Gelände rasch und sicher.
21. Es fällt ihm leicht Treppen hinauf oder hinunter zu steigen.

Im Namen Ihres Kindes vielen Dank für Ihre Mitarbeit.

Auswertung:
Alle mit NEIN beantworteten Fragen sollten von einem Facharzt überprüft und abgeklärt werden.

Die Fragen waren bestimmten Förderungsbereichen zugeordnet:
Tastsinn: 1, 8, 15, 16
Tiefensensibilität: 2, 6, 7, 13, 17
Gleichgewichtssinn: 3, 11, 18, 19, 20, 21
Körperorientierung/Raumorientierung: 4, 5, 9, 10, 12, 14

Fragebogen für ältere Menschen

Auch für Sie gilt: Seien Sie ehrlich zu sich selbst. Sie selbst können jetzt Ihre Zukunft aktiv mitgestalten.

Gemeinsam mit Ihrem Enkelkind können Sie Ihre Fitness erhöhen und Ihre Vitalität stärken.

Kreuzen Sie all jene Fragen an, die Sie mit NEIN beantworten würden:

- ☐ 1. Sie sind mit Ihrer Beweglichkeit zufrieden. Es fällt Ihnen leicht das Gleichgewicht zu bewahren.
- ☐ 2. Auch feinmotorische Bewegungsfolgen gelingen eher mühelos.
- ☐ 3. Sie können sich ganz auf eine Sache konzentrieren und behalten die wichtigsten Fakten eines Zeitungsartikels.
- ☐ 4. Sie finden auch jene Orte wieder, an denen Sie sich kürzlich aufgehalten haben.
- ☐ 5. Sie dosieren ihre Kraft den Anforderungen entsprechend genau.
- ☐ 6. Sie verletzen sich selten und stürzen eher selten.
- ☐ 7. Sie sind nur selten schwindlig.
- ☐ 8. Wenn Sie sich verletzen, dann sind Sie schmerzunempfindlich.
- ☐ 9. Sie sind gerne in Gesellschaft und führen gerne Gespräche mit anderen. Dabei erinnern Sie sich leicht an Dinge, die Sie vor kurzem erlebt haben.
- ☐ 10. Im Spielen fällt es Ihnen leicht, den Überblick zu bewahren.
- ☐ 11. Sie haben Freude daran sich mit Ihrem/n Enkelkind/ern zu bewegen.
- ☐ 12. Sie freuen sich auf die Zukunft.
- ☐ 13. Sie wissen, dass Sie ein wertvolles Mitglied Ihrer Familie sind und gebraucht werden.
- ☐ 14. Sie haben keine schweren persönlichen oder familiären Probleme.

15. Ihnen fällt es leicht, sich an großen fremden Plätzen zu orientieren.
16. Sie werden gerne im Gesicht berührt.
17. Sie versuchen immer wieder barfuß zu gehen.
18. Sie beteiligen sich gerne an gemeinsamen Vergnügungen oder Spielen.
19. Sie tanzen gerne.
20. Sie bewegen sich auch auf unebenem Untergrund sicher.
21. Treppen steigen fällt Ihnen leicht.

Auswertung:
Auch hier sollten alle mit NEIN beantworteten Fragen von einem Facharzt überprüft und abgeklärt werden.

Die Fragen sind bestimmten Bereichen zugeordnet.

Tastsinn:	8, 16, 17
Tiefensensibilität:	5, 6, 18
Gleichgewichtssinn:	1, 7, 19, 20, 21
Körperorientierung/Raumorientierung:	2, 4, 10, 11, 15
Stimmung:	12, 13, 14
Gedächtnis:	3, 9

Übungsteil

Frühling, Naturerwachen

Tasten und Spüren

Die Welt mit allen Sinnen begreifen

Singende Gläser

Ab dem ersten Lebensjahr 1

Material: 2 dünnwandige Weingläser mit Stiel, 1 Stück dünner blanker Draht, Wasser und Seife

Die beiden dünnwandigen Weingläser werden dicht nebeneinander auf den Tisch gestellt. Quer über die Öffnung eines Glases wird das Stück blanken Drahtes gelegt. Danach werden die Hände mit Seife gewaschen. Mit dem noch nassen Zeigefinger am Glasrand entlang fahrend, lässt sich dem Glas ein lauter Ton entlocken.
Dabei übertragen sich die Schwingungen des einen Glases auf das Andere. Das Mitschwingen wird an den Bewegungen des dünnen Drahtes sichtbar. Das zweite Glas klingt dann mit, wenn beide Gläser die gleiche Tonhöhe aufweisen. Sollte sie unterschiedlich sein, so lassen sich die Tonhöhen durch Einfüllen von Wasser aneinander angleichen.

Töne wecken

Wenn die Töne der schwingenden Gläser sehr tief sind, so sind sie am eigenen Körper als kribbeln wahrnehmbar. Wenn Opa die Gläser zum Tönen bringt, kann das Kind die Töne auf sich wirken lassen. Zumeist entsteht das Gefühl, selbst mitbrummen zu wollen. Egal ob dabei der selbst hervorgebrachte Ton jener des Glases entspricht oder nicht. Jeder findet seinen eigenen Ton. Je mehr Spieler daran teilnehmen, desto mehr und vielleicht auch unterschiedliche Töne werden hörbar.

2

Magischer Tanz der Kugeln

Material: 1 Halbliter-Plastikflasche, Saughaken aus der Küche als Verschluss, Konfektstanniol

Die Flasche wird mit Wasser gefüllt. Anschließend die Stanniolreste zu kleinen Kugeln geformt und in die Flasche geben. Danach wird die Flasche mit dem Saughaken verschlossen. Hält man die Flasche in einer Hand und drückt mit der anderen auf den Saughaken, so sinken die Stanniolkugeln zu Boden.

Körperliches Umsetzen in Bewegung

Material: bequeme Kleidung, Socken

Vorerst stehen Sie schulterbreit, beinbreit, mit parallel ausgerichteten Füßen am Boden. Ähnlich wie die sinkende Stanniolkugel machen sie sich ganz klein. Dazu rollen sie vorerst den Kopf und dann Wirbel für Wirbel den Rücken ein. Um sich noch kleiner zu machen, gehen Sie schließlich in die Hocke. Nach mehrmaligem Durchatmen beginnen Sie sich wieder zu strecken. Vorerst die Beine, danach den Rücken und zuletzt den Kopf wieder aufrollen.

Töne sichtbar machen

Material: 2 leere Joghurtbecher, 2 Zahnstocher, ca. 50 cm gewachste Zahnseide, 1 Nadel zum Durchbohren der Becher

Die Zahnseide wird auf die Nadel gefädelt. Von außen wird die Zahnseide in den Joghurtbecher gefädelt. Damit der Faden nicht herausrutscht, wird er innen mit einem Stück quer gelegtem Zahnstocher verknotet. Mit dem anderen Becher wird ebenso verfahren.
Nun nimmt jeder seinen Becher samt Faden zur Hand. Jeder versucht den Faden zwischen den Fingern „hindurchgleiten" zu lassen. Der „klebrige" Faden gleitet nur ruckweise zwischen den Fingern hindurch. Die dadurch entstehenden Druckunterschiede übertragen sich auf den Becherboden, der daraufhin wie eine Membran zu schwingen beginnt und Schallwellen erzeugt. Mit dem Becher lassen sich sowohl hohe als auch tiefe Töne erzeugen.

Geheimnisvolle Schrittfolgen

Material: bequeme Kleidung, Socken

Die Beine sind schulterbreit und leicht gegrätscht. Die Füße stehen parallel, die Knie sind leicht gebeugt. Der Oberkörper ist aufrecht. Nun die Fersen abheben und zueinander drehen. Dadurch drehen sich die Zehenspitzen nach außen. Die rechte Ferse vom Boden heben, das Bein einwärts drehen und absenken. Gleichzeitig den linken Vorfuß abheben das linke Bein nach innen drehen und absenken. Nun zeigen die Fußspitzen zueinander. Vorfuß des rechtes Beines heben, nach außen drehen, und absenken. Die Ferse bleibt dabei am Boden. Die Ferse des linken Beines abheben, linkes Bein und die Zehen nach außen drehen und absenken. Nunmehr berühren die Fersen einander. Damit ist wieder der Ausgangspunkt der Bewegung erreicht. Sarah bereitete es viel Vergnügen, sich derart seitwärts fortzubewegen. Natürlich kann diese geheimnisvolle Schrittfolge auch in die Gegenrichtung ausgeführt werden. Einfach ausprobieren!

Wir gemeinsam

Gemeinsam mit dem Partner

Schneckenpost

Material: 1 Kuscheldecke

Mit dem Pfeifen des Schaffners geht es los.

Ri ra rutsch
Ri ra rutsch, wir fahren mit der
Kutsch,
fahren mit der Schneckenpost,
die uns keinen Pfennig kost,
ri ra rutsch,
wir fahren mit der Kutsch.

Auf der Decke liegend oder sitzend, habe ich meine Kinder von einem Raum in den anderen gezogen. Manchmal schneller, manchmal langsamer, manchmal mit vielen sich mäandernden Kurven oder mit langen Geraden. So waren sie ständig in meiner Nähe bzw. in Sichtweite.

Fang mich doch

Material: 1 Kuscheldecke, 1 Luftballon

Der Luftballon wird aufgeblasen und gut verknotet.
Das Kind sitzt auf der Kuscheldecke, Oma oder Opa stehen mit leicht gegrätschten Beinen knapp vor dem Kind. Oma oder Opa hält den Luftballon in Händen. Vorerst versucht das Kind den Luftballon aus den Händen der Großeltern zu schlagen. Der Ballon sollte dabei nicht zerplatzen.
Größere Kinder versuchen den losgeschlagenen Luftballon mit beiden Händen zu fangen.

Ab dem zweiten Lebensjahr

Begegnungen
Ab 2 Personen

2

Material: bequeme Kleidung, Socken

Oma und Kind stehen einander aufrecht gegenüber. Vorerst werden die Unterarme abgewinkelt, sodass die Fingerspitzen in Richtung Decke zeigen. Oma legt ihre Handflächen auf jene des Kindes. Das Kind schließt seine Augen. Anschließend dreht es sich mir geschlossenen Augen um die eigene Achse. Dafür lässt es Omas Handflächen „los“. Mit weiterhin geschlossenen Augen versucht es Omas Handflächen wiederzufinden. Danach wird gewechselt. Natürlich können auch beide Partner die Augen schließen und versuchen einander zu begegnen.

Erweiterung als Gruppenspiel
Für ein Gruppenspiel bilden die Kinder einen Kreis. Die Kinder halten einander an den Händen. Nun lässt jedes zweite Kind die Hände seiner Nachbarn los, dreht sich mit geschlossenen Augen um die eigene Achse und versucht ebenfalls die Hände seiner Nachbarn wieder zu finden.
Im Laufe des Spiels können viele Variationen ausprobiert werden. Wie wäre es mit drehen um die eigene Achse und dem Berühren des Bodens mit der rechten Hand? Noch ein Vorschlag: Nach dem Drehen um die eigene Achse berühren beide Hände den Boden, danach klatschen die Kinder über ihrem eigenen Kopf in die Hände, und neuerlich geht die Suche nach dem Nachbarn los.

Verkehrswege
Ab 2 Personen

Material: bequeme Kleidung, Socken, viele Springschnüre, Klebestreifen zum Fixieren der Springschnüre

Mit Hilfe der Springschnüre wird ein ganzes Verkehrswegnetz am Boden ausgelegt. Da gibt es kleine, lange, gerade und krumme Gassen, große, breite Straßen und auch Kreisverkehre. Anschließend werden die Springschnüre mit Klebestreifen fixiert. Jetzt geht's los. Jeder steht am Beginn eines Verkehrsweges. Durch Gehen auf den Springschnüren bewegen sich die Verkehrsteilnehmer auf den Straßen vorwärts. Um Verkehrsunfälle in den schmalen Gassen zu verhindern, müssen die Verkehrsteilnehmer einander ausweichen. Um einander gefahrlos auszuweichen, muss einer der beiden Verkehrsteilnehmer bis zur nächsten Kreuzung rückwärts auf der Springschnur gehen.

Erweiterung
Dieses Spiel kann und darf auch mit mehreren Teilnehmern gespielt werden. Noch schwieriger wird es, wenn dabei die Augen aller geschlossen bleiben. Natürlich lässt sich diese Aufgabe auch krabbelnd bewältigen.

Der physiologisch richtige Handstütz
Dabei stützt sich man sich auf die Handflächen beider Hände. Die Finger werden dafür leicht gespreizt, gewölbt und die Hände in Richtung Körpermitte gedreht. Daraus ergibt sich ein leichtes Beugen der Ellbogen. Bei all dem befindet sich der Kopf in Mittelstellung zwischen den Schultern.

Im dritten Lebensjahr **3**

Rückwärts blasen, geht das?

Material: 2 leere Glasflaschen, 2 kleine Papierkugeln

Die Glasflasche wird in die Hand genommen und waagrecht gehalten. Jeweils eine Papierkugel wird in die Öffnung des waagrecht gehaltenen Flaschenhalses gelegt. Durch kräftiges Blasen in die waagrecht gehaltene Flaschenöffnung, sollte die Papierkugel doch leicht in die Flasche zu befördern sein. Leider nein, anstelle in den Flaschenbauch, fliegt die Papierkugel doch glatt „rückwärts".

Wetterfrösche ganz ohne Leiter
Ab 2 Personen

Diese Übung wirkt sehr belebend. Meine Kinder haben sie geliebt.
Die beiden Spieler stehen einander gegenüber. Einer übernimmt den Part des „Wettermachers", der andere spürt vorerst mit geschlossenen Augen das Wetter. Am Morgen geht die warme Sonne auf. Dazu reibt der „Wettermacher" seine Hände fest aneinander, sodass sie ganz warm werden. Knapp über das Gesicht des anderen Spielers gehalten, spürt dieser die wärmenden „Sonnenstrahlen". Leichter Wind kommt auf. Der „Wettermacher" erzeugt mit leicht aufgeblähten Backen einen leichten Wind. Der leichte Wind wird überall am Körper spürbar. Da es warm genug ist, beginnt sich der passive Mitspieler richtig in der „Sonne" zu strecken und zu recken. Er blinzelt vorsichtig in die wärmende Sonne. Plötzlich, aus heiterem Himmel treffen den passiven Mitspieler vereinzelte Regentropfen. Der „Wettermacher" tippt mit dem Zeigefinger vereinzelte Tropfen auf den Körper des anderen. Nun kommt auch noch ein heftiger Wind auf. Dazu bläst der „Wettermacher" kräftig seine Backen auf, und dem anderen den Wind ins Gesicht. Der Wind umweht den ganzen Körper. Der Sturm wird heftiger. Zum Wind erzeugen werden die Arme zu Hilfe genommen. Beinahe verbläst der Sturm den anderen. Dafür darf ganz vorsichtig am anderen gerüttelt werden. Schließlich lässt der Sturm nach. Nur noch ganz leicht blasen. Bis er sich gänzlich legt. Anschließend werden die Rollen getauscht.

Es fliegt ein Vogel ganz allein

Das beruhigende Bewegungsspiel wird im Sitzen ausgeführt.

Es fliegt ein Vogel ganz allein.	Mit einem Arm wird ein großer Kreis beschrieben.
Schau, jetzt fliegen zwei	Nun „fliegen" beide Arme in die gleiche Richtung.
Sie fliegen hoch, sie fliegen nieder	Hoch die Arme und ganz knapp zum Boden.
Sie fliegen dort und kommen wieder	Jeder Arm bewegt sich seitwärts vom Körper weg.
Sie picken Körner, eins zwei drei	Eine Hand waagrecht vor den Körper halten, die anderen Finger formen einen Schnabel und picken die Körner auf.
Sie fliegen fort und kommen heim.	Arme ausbreiten und miteinander verschränken.

Der Frühling kommt bald

Den Angaben folgend führen sowohl Großeltern als auch Kinder die vorgegebenen Bewegungen durch.

Der Frühling kommt bald	Winken mit beiden Händen.
Er ist schon im Wald.	Dafür die Arme wie Bäume hochhalten.
Er ist in der Luft	Die Arme weit ausbreiten.
Ein Kuckuck ruft	Nun bewegen sich die Arme wie die Flügel eines Vogels.
Die Blumen sprießen	Hände zu Blütenkelchen formen.
Er kommt durch die Wiesen	Über das Gras mit den Händen streichen.
Durch Fenster und Tür	Imaginär eine Tür und ein Fenster weit öffnen.
Zu dir und zu mir	Auf das Gegenüber und sich selbst deuten.
Da weiß jeder: Ja, der Frühling ist da.	Aufstehen, einander die Hände reichen und sich miteinander im Kreis drehen.

3

Maskenball

Ab 2 Personen

1) Alte Kräuterhexen gehen hier heute ein und aus,
reiten auf dem Besen in unserm Haus.

Refrain
Ja, Potz-blitz und Donnerknall, heut ist hier Maskenball!
Ja, Potz-blitz und Donnerknall, heut ist Maskenball!

2) Zipfelmützenzwerge gehen hier heute ein und aus,
hüpfen froh im Kreise in unserm Haus!

Refrain

3) Prinz und auch Prinzessin gehen hier heute ein und aus,
verbeugen sich und tanzen in unserm Haus!

Refrain

4) Zauberhafte Zaub'rer gehen hier heute ein und aus,
schwingen Zauberstäbe in unserm Haus!

Refrain

5) Auch so manche Cowboys gehen hier heute ein und aus,
schwingen ihre Lassos in unserm Haus!

Refrain

6) Viele bunte Masken gehn hier heute ein und aus,
tanzen froh zusammen in unserm Haus!

Refrain

Maskenball

Text& Musik: W. Kötteritz
Bearbeitung: O. Flanz

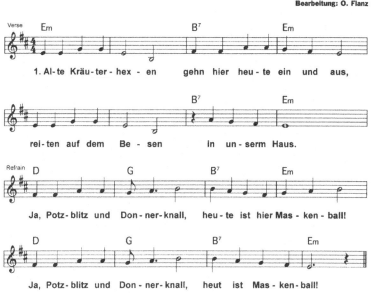

1. Al-te Kräu-ter-hex-en gehn hier heu-te ein und aus,

rei-ten auf dem Be-sen in un-serm Haus.

Ja, Potz-blitz und Don-ner-knall, heu-te ist hier Mas-ken-ball!

Ja, Potz-blitz und Don-ner-knall, heut ist Mas-ken-ball!

Abb. 6. aus Kötteritz (2001) Klettermax, S. 25 (© Klettermax-Verlag, Iserlohn)

Daraus lässt sich ein einfacher Gruppentanz machen.
Vorerst reiten die Hexen auf ihren imaginären Besen im Kreis.
Die Zipfelmützenzwerge trippeln ganz kleine Schritte. Damit sie als Zipfel-mützenzwerge erkenntlich sind, bilden sie mit ihren beiden Händen auf ihrem Kopf ein kleines Dach als Zipfelmütze.
Prinz und Prinzessin bilden jeweils ein Paar und gehen im Kreis.
Die Zauberer stehen still und bewegen einen imaginären Zauberstab hin und her.
Die Cowboys stehen mit gegrätschten Beinen und schwingen ein Lasso kreisförmig über dem Kopf.
Zum Schluss tanzen jeweils zwei und zwei gemeinsam.
Bei Potzblitz und Donnerknall wird kräftig in die Hände geklatscht.

2

Radfahren

Material: bequeme Kleidung, Socken

Die beiden „Radfahrer" liegen Fußsohle an Fußsohle rücklings auf dem Boden. Die Arme ruhen locker neben dem Körper. Sie können auch seitlich ausgestreckt werden.
Die Beine werden gemeinsam vom Boden abgehoben. Dadurch wird die Lendenwirbelsäule automatisch zu Boden gedrückt. Die Knie werden abgewinkelt. Derart in Position gebracht lässt es sich bequem radeln. Während des „Fahrens" bleiben die Fußsohlen in ständigem Kontakt zueinander. Fortgeschrittene Radfahrer variieren das Tempo, fahren mitunter rückwärts und bewältigen gemeinsam auch noch Kurven.

Postkarten blasen

Material: 2 alte Postkarten

Jede Karte wird so gebogen, dass sie wie ein Stück Dachrinne geformt ist. Die derart geformten Karte wird nahe der Tischkante auf den Tisch gelegt. Mit jeder weiteren Karte wird ebenso verfahren.
Jetzt geht's los. Durch kräftiges Blasen unter die Karte versucht jeder Mitspieler seine Karte umzudrehen. Doch leider, die Karte hebt sich nicht vom Tisch.

Sich selbst wahrnehmen

So nehmen Sie sich selbst wahr

Im ersten Lebensjahr **1**

Guten Tag ihr lieben Leute

Material: Sessel

Guten Tag ihr lieben Leute!
Sagt, sind denn auch heute
eure Beine schon wach?
Seht lieber mal nach!
Seht mal nach!
Ja, die Beine sind wach!

Aufrecht auf einem Sessel sitzen.
Mit den Beinen kräftig schlenkern
und mit den Knien kreisen.
Kräftige große Kreise in die Luft
zeichnen, Arme seitwärts aus-
strecken.

Guten Tag, ihr lieben Leute!
Sagt, sind denn auch heute
eure Hände schon wach?
Seht lieber mal nach!
Seht mal nach!
Ja, die Hände sind wach!

Wieder ruhig dasitzen.
Die Arme waagrecht seitwärts aus-
strecken. Vorerst mit den Händen
Kreise in die Luft zeichnen.
Nun mit den Armen große Kreise
in die Luft zeichnen.

Guten Tag, ihr lieben Leute!
Sagt, sind den auch heute
eure Finger schon wach?
Seht lieber mal nach!
Seht mal nach!
Ja, die Finger sind wach!

Wieder ruhig dasitzen.
Die Arme waagrecht vor den
Körper strecken. Die Handflächen
zeigen nach unten. Die Finger
schnell bewegen, als wollte man
Klavier spielen.

So kann der ganze Körper wachgerüttelt werden.

Hände wecken und drücken

Material: je 1 stabiler Sessel, bequeme Kleidung

Setzen Sie sich aufrecht mit geradem Rücken auf die Vorderkante des Sessels. Die Ober- und Unterschenkel bilden einen rechten Winkel. Die Füße
sind schulterbreit voneinander entfernt, parallel am Boden. Die Arme
ruhen locker auf den Oberschenkeln. Die Ellbogen werden nach innen ge-

dreht, die Unterarme aufgestellt, sodass die Handflächen einander vor der Brust berühren. Die aufgestellten Finger zeigen in Richtung Zimmerdecke. Anschließend werden die Handflächen fest gegeneinander gedrückt. Der Druck wird langsam verringert. Die Handflächen halten weiterhin Kontakt miteinander. Neuerlich wird der Druck verstärkt und langsam wieder verringert. Der Mund bleibt bei dieser Übung geschlossen. Der Atem fließt gleichmäßig.

Erweiterungen
Sie können die aneinander gedrückten Fingerspitzen auch von sich weg, nach vor und schließlich nach unten in Richtung Boden drehen. Auch dabei halten die Fingerspitzen ständig Kontakt miteinander. Ebenso wie zuvor wird der Druck der Handflächen zueinander gesteigert und wieder verringert. Wieder in die Ausgangsposition zurückkehren.

Die aneinander gelegten Hände werden in die entgegengesetzte Richtung, also zum Brustbein gedreht. Nach erfolgter Drehung wird der Druck der aufeinander liegenden Handflächen zueinander wieder mehrmals gesteigert und verringert. Der Atem fließt während der gesamten Übung gleichmäßig. Neuerlich zur Ausgangsposition zurückkehren.

Ausgehend von der Ausgangsposition übt nun lediglich eine Hand stärkeren Druck aus. Dadurch zeigen die beiden aneinander gedrückten Handflächen beispielsweise nach links. So wird munter hin und her „gewackelt".

Arme wecken

Material: bequeme Kleidung

Sie stehen dafür aufrecht mit schulterbreit gegrätschten Beinen. Die Füße sind parallel. Während Sie langsam einatmen, wird der rechte Arm weit nach oben gestreckt, so als wollten Sie ein Buch vom Regal holen oder einen Apfel pflücken. Die Füße bleiben dabei fest am Boden. Der linke Arm ist locker entspannt neben dem Körper. Danach mit dem linken Arm die gleiche Übung versuchen.
Nun werden beide Arme nach oben gestreckt und gedehnt. Alle Bewegungen werden mindestens fünf mal ausgeführt. Während der gesamten Übungsfolge fließt der Atem ruhig und langsam.

Füße kreisen

Material: bequeme Kleidung, je ein Sessel

Setzen Sie sich aufrecht mit geradem Rücken auf die vordere Sesselkante. Die Ober- und Unterschenkel bilden einen rechten Winkel. Die Füße sind, schulterbreit voneinander entfernt, parallel am Boden. Die Hände umfassen die Außenseiten der Sitzfläche. Nun werden die Beine hochgehoben und die Knie gestreckt. Die Füße, nicht die ganzen Beine zeichnen Kreise in die Luft. Zunächst 10-mal nach rechts. Danach 10-mal nach links. Danach ziehen einmal der linke und dann der rechte Fuß jeweils abwechselnd Kreise in der Luft. Sollte das anfänglich zu schwierig sein, führen Sie die Übung vorerst nur mit einem Bein durch. Das andere Bein unterstützt derweil das Gleichgewicht. Noch eine Variante um die Übung zu erleichtern. Halten Sie mit beiden Händen die beiden Oberschenkel fest. Auch dadurch ist es leichter kleine Kreise in die Luft zu zeichnen.

Knie rotieren

Material: bequeme Kleidung, je ein Sessel

Abermals sitzen Sie mit leicht gegrätschten Beinen aufrecht auf dem Sessel. Für diese Übung heben sie vorerst ein Bein vom Boden. Unterstützen Sie das hochgehobene Bein mit den Händen. Nun rotiert das in der Luft befindliche Knie im Kreis. Mal nach rechts und mal nach links. Anschließend das Bein absenken und wechseln, sodass auch das andere Knie im Kreis rotiert. Zu guter Letzt versuchen Sie beide Beine abzuheben, die Hände an die Außenseite des Sessels zu legen und mit beiden Knien eine Acht in die Luft zu zeichnen.

Wie das Mondschäfchen seinen Stern verlor
Ein Gedicht zum Träumen. Am besten wird es von Oma oder Opa erzählt.

Siehst du am Himmel den Mondmann in seinem weiten, wehenden Gewand aus Licht? Er mäht das Gras im Mondtal. Seine Sichel blitzt. Um ihn herum weiden die Mondschafe. Jedes von ihnen hat einen kleinen Stern am Hals hängen, damit es nicht verloren geht am dunklen Nachthimmel. Der

Mondmann muss gut auf seine Schäfchen aufpassen. Nicht immer weiden sie so brav auf der Mondwiese. Manchmal rennen sie auch um die großen grauen Wolken herum oder springen eines nach dem anderen von Wolke zu Wolke.

Eines Abends jedoch passierte es. Beim Wolkenhüpfen verliert das kleinste Schäfchen seinen Stern. Es kann gerade noch erkennen, wie er hinunter auf die Erde fällt und einen langen Schweif aus Licht hinter sich herzieht. „Eine Sternschnuppe!", jubelt ein Menschenkind, das gerade am Fenster steht und hinauf in den Himmel schaut.

Aber das kleine Mondschäfchen ist untröstlich. Ohne seinen kleinen Stern kann es sich am Nachthimmel nicht zurechtfinden. Es läuft zum Mondmann: „Was soll ich tun?", weint es. Der Mondmann legt seine silberne Sichel ins Gras und denkt nach. „Wir können den Wind bitten. Er soll uns beide auf der großen Wolke zur Milchstraße blasen. Dort hole ich dir wieder einen kleinen Stern, damit du mir nicht verloren gehst!"

Willst du dem Wind helfen und mitblasen? Atme dafür gut ein, und lass deinen Atem ausströmen, blase und blase ...

(aus Kreusch-Jacob D (1996) Mit Liedern in die Stille. © Patmos-Verlag, Düsseldorf, S. 123 f)

3

Ab dem dritten Lebensjahr

Winterschläfer, aufgewacht!

Refrain
Scheint die liebe Sonne vom Himmelszelt,
wärmt mit ihren Strahlen Wald und Feld.
Frühling zieht nun ein mit bunter Pracht.
Hallo Winterschläfer, aufgewacht!

Igel hat sich eingerollt in seinem Blätternest,
da liegt er schon seit Monaten und schläft noch immer fest.
Die warme Sonne weckt ihn, er kräuselt seine Nas'
nun schüttelt er sein Stachelfell und stöbert dann im Gras.
Ja, ja, ja der Frühling der ist da!

Der Frosch liegt dort im hohen Rohr und schläft noch starr und stumm.
Da wärmt die Sonne seine Haut, schon dreht der Frosch sich um.
Nun streckt er seine Glieder, ruft ganz laut quak, quak.
Dann springt er durch die Wiese, an diesem schönen Tag.

Refrain

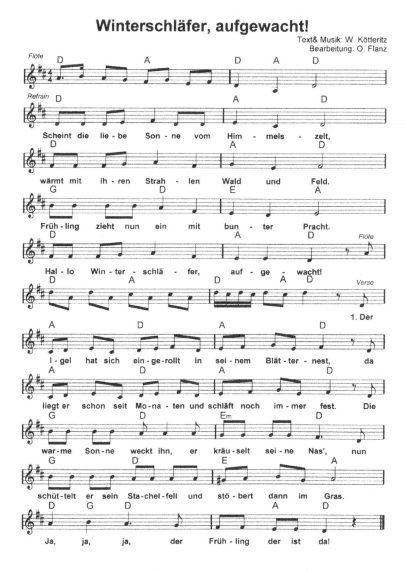

Abb. 7. aus Kötteritz (2001), Gute Freunde, S. 4 (© Klettermax-Verlag, Iserlohn)

Der Siebenschläfer schnarcht ganz leis in seinem Nest im Baum.
In seiner Höhle wird es hell, er denkt: Das ist ein Traum.
Die Sonne kitzelt ihn am Ohr, da wackelt schon sein Schwanz.
Siebenschläfer ist nun wach und macht 'nen Freudentanz.

Refrain

Auch die Schlange wird nun wach in ihrem Winterhaus.
Ganz bedächtig schaut sie nun aus ihrem Nest heraus.
Mit ihrer Zunge zischt sie plötzlich los,
dann schlängelt die Schlange durch das weiche Moos.

Dieses Spiel lässt sich in der Gruppe leicht durchführen.
Der am Boden eingerollte, schlafende Igel streckt und reckt seine Gliedmaßen. Er kräuselt seine Nase, schüttelt sich und stöbert, im Vierfüßlerstand krabbelnd, im „Gras".
Der Frosch liegt schlafend starr am Boden. Durch die Sonne gewärmt dreht er sich um und beginnt sich genüsslich zu strecken. Schließlich sammelt er die Beine unter seinem Körper zusammen. Er quakt so vor sich hin, und dann macht er einige Sprünge. Doch Vorsicht, kein Frosch darf mit einem anderen zusammenstoßen.
Der Siebenschläfer schnarcht ganz leise. Dann lächelt er, eine den Schwanz symbolisierende Hand wackelt am Hinterteil. Er erwacht, und macht einen Freudentanz.
Die Schlange liegt bloß da und schaut. Dann streckt sie die Zunge raus. Sie schlängelt sich am Rücken mit den Beinen rückwärts schiebend durch den Raum. Auch dabei darf sie mit niemandem zusammenstoßen.

Im Gleichgewicht gut ausbalanciert

Harmonische Bewegungen gelingen nur bei ausreichender Balance

Im ersten Lebensjahr

Bist du noch wach?

Bist du noch wach?
Der Mond steht überm Dach.
Auf deinem Kopf, da blitzt ein Stern.
Ich hab dich gern!
Schlaf ein, kleiner Kopf, schlaf ein!

Bist du noch wach?

Text und Melodie:
Dorothée Kreusch-Jacob

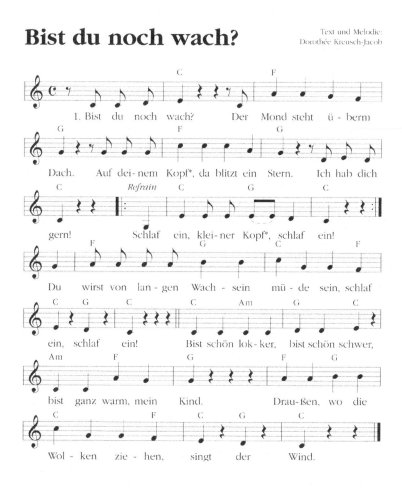

1. Bist du noch wach? Der Mond steht ü - berm Dach. Auf dei - nem Kopf*, da blitzt ein Stern. Ich hab dich gern!

Refrain

Schlaf ein, klei - ner Kopf*, schlaf ein! Du wirst von lan - gen Wach - sein mü - de sein, schlaf ein, schlaf ein! Bist schön lok - ker, bist schön schwer, bist ganz warm, mein Kind. Drau - ßen, wo die Wol - ken zie - hen, singt der Wind.

Abb. 8. aus Kreusch-Jacob (1996), S. 118. (Text und Melodie: Dorothée Kreusch-Jacob. © Patmos Verlag GmbH & Co. KG, Düsseldorf)

Du wirst vom langen Wachsein müde sein,
schlaf ein, schlaf ein!
Bist schön locker, bist schön schwer,
bist ganz warm, mein Kind.
Draußen, wo die Wolken ziehen,
singt der Wind.

Bist du noch wach?
Der Mond steht überm Dach.
Auf deiner Nase blitzt ein Stern.
Ich hab dich gern!
Schlaf ein, kleine Nase schlaf ein!
Du wirst vom langen Wachsein müde sein,
schlaf ein, schlaf ein!
Bist schön locker, bist schön schwer,
bist ganz warm, mein Kind.
Draußen, wo die Wolken ziehen,
singt der Wind.

Anstelle von Kopf bzw. Nase können andere Körperteile gesetzt werden. Beispielsweise, Hals, Nacken, Schultern, Rücken, Beine, Füße etc.

Klänge ins Feenreich

Material: Klangschalen, Klangkugeln, Triangel, Polster für den Kopf, 1 zusammengerolltes Handtuch für die Kniekehlen

Vorerst heißt es die Handflächen warm reiben. Wer möchte schon gerne von kalten Händen berührt werden? Um die Hände warm zu machen, werden die eigenen Handflächen fest aneinander gerieben.

Das Kind liegt bequem rücklings mit geschlossenen Augen auf dem Boden. Der Polster liegt unter seinem Kopf, das zusammengerollte Handtuch in den Kniekehlen.
Ganz leise und sacht wird die Triangel angeschlagen. Das Kind horcht in sich hinein und versucht die Schwingungen der Triangel im eigenen Körper zu spüren. Die Klangschalen werden ganz nahe bei den Fußsohlen angeschlagen. Wie überträgt sich die Schwingung auf den Körper? Dazu können die Klangschalen auch auf den Körper gestellt werden. Am Gemütlichsten sind wohl Klangkugeln. Damit kommt man schnell ins Träumen.

Sie können am ganzen Körper sanft entlang gerollt werden. Wer dann noch nicht eingeschlafen ist, darf Position tauschen.

Ab dem zweiten Lebensjahr **2**

Sturz- und Falltraining

Material: bequeme Kleidung, weiche Unterlage

Sie befinden sich im Vierfüßlerstand auf der weichen Unterlage oder am Boden.
Vierfüßlerstand: Dazu werden Hände und Knie am Boden abgestützt. Der Rumpf ist von der Unterlage abgehoben. Der Rücken ist gestreckt, der Kopf als Verlängerung des Rückens, ist in Mittelstellung. Die Schultern werden leicht nach unten gedrückt, sodass der Rücken ganz gerade wird. Die Oberarme sind leicht gebeugt.
Durch Anstoßen versuchen Opa und Oma das Kind so aus dem Gleichgewicht zu bringen, dass es umfällt. Danach begibt sich das Kind neuerlich in den Vierfüßlerstand. Anschließend wird gewechselt. Nun darf das Kind versuchen, Oma und Opa umzustoßen. Ein wichtiges Sturztraining für Oma und Opa.

Mäusetanz
Für eine ganze Gruppe

Tippe tappe tipp tapp tanzen die Mäuschen
Tippe tappe tipp vor ihrem Häuschen.
Schrippe schrappe schrumm spielt die Musike.
Schrippe schrappe schrumm, was für ein Gequicke.
Klapp klapp klapp und dann hopp und hopp,
klapp klapp klapp noch mal hopp und Stop!

Kreisspiel
Tippe tappe tipp tapp tanzen die Mäuschen im Uhrzeigersinn, trippeln die einander an den Händen haltenden Kinder im Kreis.
Tippe tappe wird dreimal in die Hände geklatscht und dreimal auf der Stelle in die Luft gesprungen.
Schrippe schrapp spielt die Musike, die Kinder bilden dafür Zweiergruppen und tanzen im Kreis.
Schrippe schrappe schrumm, rechter Fuß nach vor und wieder zurück.

Linker Fuß nach vor und wieder zurück.

Ein Schritt nach rechts, ein Schritt nach links.

Mit dem rechten Ellbogen den Boden berühren, danach mit dem Linken.

Zu guter Letzt wird die Stirn auf den Boden gedrückt.

Mäusetanz

Text& Musik: W. Kötteritz
Bearbeitung: O. Flanz

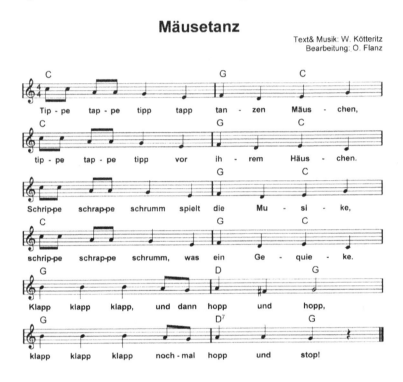

Abb. 9. aus Kötteritz (2001), S. 24. (© Klettermax-Verlag, Iserlohn)

3

Ab dem dritten Lebensjahr

Gleichgewichtsübung

Material: bequeme Kleidung, Socken

Dazu stehen Sie schulterbreit, beinbreit, mit parallel ausgerichteten Füßen.
Zum Halten der Balance werden die Arme seitlich neben dem Körper weg-
gestreckt. Nun verlagern Sie das Gewicht auf eines Ihrer Beine und versuchen das andere in die Luft zu heben. Wer schafft es länger, auf einem Bein

zu stehen? Dann wird das andere Bein als Standbein benutzt. Wer schafft es jetzt länger?

Regenschirm du machst mir Spaß

Material: pro Kind je ein Schirm, Kreide zum Zeichnen eines Kreises, lange Seile, oder ein Gartenschlauch

Refrain: Regenschirm, du machst mir Spaß, bist so bunt und schön,
unter dir werd ich nicht nass, drum sollst du mit mir gehen!

Und ich gehe fröhlich hier in unserm Park spaziern,
winke allen Leuten freundlich zu mit meinem Schirm!

Refrain

Sonne scheint, ich hüpfe um den Regenschirm herum,
schaue mich dabei nach schwarzen Regenwolken um.

Refrain

Dunkel wird es, und ein Tropfen fällt auf meine Stirn,
Regen prasselt nieder, doch ich hab ja meinen Schirm.

Refrain

Plötzlich weht ein starker Wind mit Böen übers Land,
und der reißt mir meinen Regenschirm fast aus der Hand.

Refrain

Wind und Regen sind vorbei, die Sonne kommt heraus,
lustig tanz ich rundherum und gehe dann nach Haus.

Kreisspiel
Alle Kinder stehen auf der Linie und gehen, den geschlossenen Schirm balancierend, im Rhythmus der Musik auf der Linie vorwärts.
Dann wird der Schirm während des Gehens zum Winken benutzt. Doch Vorsicht, dabei darf niemand verletzt werden. Nun bleiben wir stehen, der

Regenschirm,
du machst mir Spaß!

Text& Musik: W. Kötteritz
Bearbeitung: O. Flanz

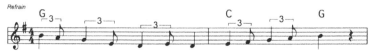

Re-gen-schirm, du machst mir Spaß, bist so bunt und schön,

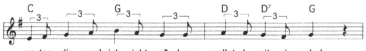

un-ter dir werd ich nicht naß, drum sollst du mit mir gehn!

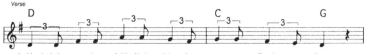

1. Und ich ge-he fröh-lich hier in un-serm Park spa-ziern,

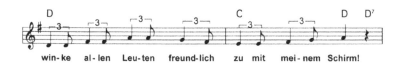

win-ke al-len Leu-ten freund-lich zu mit mei-nem Schirm!

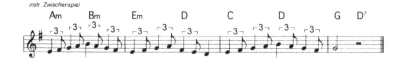

Abb. 10. aus Kötteritz (2001), S. 16. (© Klettermax-Verlag, Iserlohn)

Schirm wird wie ein Stock auf den Boden gestellt und um den Schirm herumgehüpft. Zusätzlich wird eine Hand, wie zum Ausschauen nach den Regenwolken, vor der Stirn gehalten. Plötzlich die ersten Tropfen, nun heißt es Abstand voneinander halten, der Schirm wird aufgespannt, alle drehen sich um. Dem Rhythmus folgend, wird nunmehr im Kreis rückwärts gegangen. Die Böen spielen wir nach, indem der Schirm mit beiden Händen festgehalten wird. Auch dabei wird langsam rückwärts gegangen. Nun wird der Schirm abgespannt, neuerlich die Richtung gewechselt und wieder vorwärts auf der Linie gegangen.

Koordinieren des Gleichgewichts

Dafür stehen Sie aufrecht, schulterbreit, beinbreit. Die Füße sind parallel ausgerichtet. Sie heben die Arme und versuchen mit den Armen in die jeweils entgegengesetzte Richtung zu kreisen.
Sollte das unmöglich sein, so beschreiben sie vorerst mit einem, und dann mit dem anderen Arm Kreise in der Luft.

Ab dem vierten Lebensjahr **4**

Standfeste Radfahrer
Zwei Personen

Material: je ein Fahrrad, je ein Fahrradhelm

Auf einem ebenen freien Weg kann man stehen bleiben, ohne absteigen zu müssen. Dafür halten Sie in etwa einen ¼ m seitlichen Abstand voneinander. Nun ergreift ein Radfahrer mit seiner rechten Hand den linken Lenkergriff des anderen Fahrrades. Der andere Radfahrer greift mit seiner linken Hand nach dem freien Lenkergriff. Dadurch werden die Arme überkreuzt. Drücken nun beide die Ellbogen durch, so können die Radfahrer stehen bleiben, ohne absteigen zu müssen.

Sommer, Ferien

Tasten und Spüren

Die Welt mit allen Sinnen begreifen

Im ersten Lebensjahr 1

Trödelspiel

Material: 1 Plastikdeckel

Funktioniert bei starkem Wind am besten am Strand
Den Deckel in die Hand nehmen. Den Deckel so im Sand rollen, dass ihn der Wind weitertreibt. Der Deckel schreibt mäandernde Wege in den Sand. Natürlich ist es notwendig, dem Deckel zu folgen. Wenn er langsamer wird und in Schräglage gerät, werden die Bögen und Mäandern immer enger. Fährt der Wind wieder in den Deckel hinein, so richtet er ihn neuerlich auf.

Gefärbtes Wasser

Material: Mal-, Lebensmittel- oder Kinderstempelfarbe, 1 Tropfflasche oder 1 Pipette

Füllen Sie Leitungswasser in ein transparentes Glas. In eine Tropfflasche füllen Sie das in einer Grundfarbe gefärbte Wasser. Aus der Tropfflasche lassen Sie einen Farbtropfen in das Gefäß fallen. Nun hat der Tropfen Zeit sich zu verteilen, und Sie Zeit zum Schauen. Abwechselnd lässt nun das Kind und ein Großelternteil einen Farbtropfen in das Glas fallen. Mit zunehmender Farbkonzentration wird es schwieriger festzustellen, wie sich die Farbe verteilt.

Glasharfe

Material: pro Grundfarbe 1 mit gefärbtem Wasser gefülltes Glas

Mit dem gefärbten Wasser lässt sich wunderbar musizieren. Dafür wird der Zeigefinger in das Glas getaucht, sodass nur die Fingerkuppe benetzt ist. Der benetzte Zeigefinger fährt den Glasrand entlang. Horcht genau hin! Das Glas beginnt vorerst ganz leise zu klingen. Manchmal ist der Ton lauter, dann wieder leiser. Er schwingt lange nach. Finden sich zwei gleiche Töne? Klingt ein Ton heller oder dunkler als der andere? Welche Farbe erzeugt welchen Ton? Lässt sich daraus ein „Dreiklang", also drei aufsteigende Töne, finden? Damit kann man wunderbare Musik zaubern. Es schwingen noch andere Töne mit – die so genannten Obertöne. Jede Harfe klingt wie sphärische Himmelsmusik. Vielleicht lässt sich damit ja eine kleine Melodie oder ein Lied spielen.

2

Ab dem zweiten Lebensjahr

Ventile

Material: 1 leere Glasflasche aus dem Kühlschrank, 1 Münze, die nur ein bisschen größer als die Flaschenöffnung ist

Vorerst wird der Rand der Glasflasche mit Wasser benetzt. Anschließend wird die Münze auf die Öffnung gelegt. Wer hat die wärmeren Hände? Durch aneinander Reiben der Handflächen werden die Hände rasch wärmer. Die beiden warmen Hände umfassen die senkrecht gehaltene Flasche. Nach kurzer Zeit und nur für kurze Zeit wird sich die Münze klappernd auf dem Flaschenrand bewegen.

Fingerbalance einmal anders

Material: 1 ca. 30 cm langes Holzlineal, 1 kantiger Bleistift, 2 kleine Wassergläser, Arbeitsfläche

Der Bleistift wird auf die Arbeitsfläche gelegt. Darauf wird das Lineal platziert. Und zwar so, dass sich der Bleistift genau unterhalb der Linealmitte befindet. Die beiden Gläser werden mit der gleichen Menge Wasser befüllt. Auf jedes Linealende wird je ein Wasserglas gestellt und zwar so, dass ein annäherndes Gleichgewicht entsteht. Nun geht es los. Ohne den Glasrand zu berühren, wird ein Finger in das Wasserglas getaucht. Was passiert mit dem Gleichgewicht?

Feuchtigkeitsmessungen

Material: 1 Trinkhalm, 1 Kiefernzapfen, 1 Brett für den Zapfen, 1 Stück Karton, auf dem eine Skala angebracht werden kann, Klebstoff, 1 Stecknadel, Bleistift

Der Zapfen wird mittels Kleber auf dem Brett befestigt. In eine der mittleren Schuppen des Zapfens wird die Stecknadel gesteckt. Vom Trinkhalm wird ein ca. 7 cm langes Stück abgeschnitten und über die Stecknadel gesteckt. Auf der Längsseite des Brettes, also hinter dem Zapfen, wird der Karton so angeleimt, dass sich die Schuppen des Zapfens öffnen und schließen können, ohne dabei den Karton zu berühren. Nun wird der Feuchtigkeitsmesser im Freien aufgestellt. Vor direktem Regen sollte er geschützt sein. Je nach Wetterlage werden sich die Schuppen des Zapfens öffnen und schließen. Die jeweilige Stellung des Trinkhalmes kann auf dem Karton festgehalten werden.

Körperliches Umsetzen in Bewegung

Material: bequeme Kleidung, Socken

Sie stehen schulterbreit, beinbreit. Die Füße sind parallel. Die Arme hängen entspannt seitlich des Körpers herab. Beim Ausatmen wird der Oberkörper langsam seitwärts beispielsweise nach rechts gebeugt. Das Becken bleibt dabei jedoch in der Ausgangsposition. Der rechte Arm gleitet den äußeren Oberschenkel langsam abwärts. Gleichzeitig wird der linke Arm abgewinkelt und soweit wie möglich seitlich am Brustkorb nach oben, in Richtung Achsel geschoben. Beim Zurückkehren in die Ausgangsposition wird eingeatmet. Anschließend erfolgt die Seitwärtsbeugung nach links. Diese Übung sollten Sie je 5-mal durchführen.

Papierseil zum Seilziehen

Material: einige zusammenhängende Blätter Küchenrolle

Die Küchenrolle wird der Länge nach zusammengedreht, sodass daraus ein Papierseil entsteht. Nun geht's los. Jeder ergreift ein Ende des Seiles. Wer ist der Stärkere?

4

Ab dem vierten Lebensjahr
Flaschenpost

Material: ca. 1 m lange Schnur, 1 Kugelschreiber mit Haltclip, 1 leere Bierflasche

An einem Schnurende wird der Kugelschreiber befestigt. Die Flasche wird auf den Boden gestellt. Die Schnur wird einem Kind so um die Taille gebunden, dass der Kugelschreiber wie ein Schwanz bis kurz oberhalb der Kniekehle vom Rücken herunterbaumelt. Das Kind stellt sich mit dem Rücken vor die auf dem Boden stehende Flasche. Durch in die Knie gehen, versucht es den Kugelschreiber, in die Flaschenöffnung zu bringen. Dreimal darf es versuchen, den Kugelschreiber in der Flasche zu versenken, jedoch ohne dafür die Hände zu Hilfe zu nehmen. Dann wird gewechselt.

Wir gemeinsam

Gemeinsam mit dem Partner

1

Im ersten Lebensjahr
Drunter und drüber
Gruppenspiel

Material: mehrere Stühle mit Lehne, 1 langes Seil oder mehrere Springschnüre

Die Stühle werden im Raum verteilt. Ein Seilende wird an einer Stuhllehne verknotet. Das Seil wird zwischen den Stühlen einmal höher und einmal tiefer gespannt, sodass ein Netzwerk entsteht. Sodann wird der Parcours festgelegt, ebenso wie er bewältigt werden muss. Beispielsweise, klettern über das Seil, dann wieder unter dem Seil durchkrabbeln, und zwar ohne dabei das Seil zu berühren. Aber Achtung, auch Oma und Opa müssen mitmachen, und drüber, bzw. unten durchklettern.

Ab dem zweiten Lebensjahr **2**

Schützenfisch

Material: 1 Spritztier oder 1 Spritzflasche, Kreide oder Seil zum Begrenzen des Sees

Tiere oder Spritzflaschen mit Wasser füllen. Die Grenzen des Gewässers aufzeichnen oder auflegen. Ein Schützenfisch wird ausgesucht. Er erhält das Spritztier oder die Spritzflasche. Alle übrigen Kinder sind Libellen, Wasserläufer oder ähnliches Getier. Sie alle bewegen sich über das Gewässer. Der Schützenfisch versucht seine Beute durch Anspritzen mit der Spritzflasche zu fangen. Das getroffene „Tier" wird nun seinerseits zum Schützenfisch. Übrigens, den Schützenfisch gibt es tatsächlich. Er erbeutet seine Nahrung auf die eben beschriebene Art und Weise.

Ab dem dritten Lebensjahr **3**

Fetzenball:
Ab 3 Personen

Material: großes festes Plastik wie zum Bodenauslegen, ca. 2 m breit und 5 m lang, 2 alte Besen, 1 Bodentuch

Die Plastikunterlage begrenzt das Spielfeld. Beide Spieler erhalten je einen Besen. Ähnlich wie beim Eishockey stellen sie sich am Seitenrand auf. Indem der Spielleiter das Tuch zu Boden wirft, beginnt das Schieben und Drücken. Wer schafft es, Oma oder Opa von der Unterlage zu schieben?

2

Da oben auf dem Berge

Da oben auf dem Berge,	Mit den Händen über dem Kopf eine Bergspitze andeuten.
eins, zwei, drei,	Der Daumen beginnt, eins, zwei drei.
Da oben auf dem Berge,	Neuerlich eine Bergspitze formen
eins, zwei, drei,	neuerlich zählen
Da tanzen kleine Zwerge,	Jetzt tanzen die Finger auf dem Kopf.
eins, zwei, drei,	Nun tanzen die Finger der zweiten Hand.
Da unten auf der Wiese,	Die Hände berühren die Füße.
eins, zwei, drei,	Ein Bein dreimal vorwärtsbewegen.
Da sitzt ein großer Riese,	Jetzt machen sich alle wieder groß und stehen auf.
eins, zwei, drei.	Zum Schluss wird dreimal in die Luft gesprungen.

Pastellpustebilder

Material: pro Grundfarbe 1 mit Wasser gefülltes Glas, mehrere Trinkhalme

Mit dem zuvor gefärbten Wasser und Trinkhalmen lassen sich wunderbare Pustebilder produzieren. Dafür wird ein Tropfen gefärbtes Wasser auf einen Zeichenkarton gegeben und schon kann es losgehen. Durch Blasen in den Trinkhalm wird der Wassertropfen weitergetrieben. So lassen sich gemeinsam Bilder gestalten.

Hechte im Karpfenteich
Gruppenspiel

Material: pro Kind ca. eine 1,5 m lange Schnur, Büroklammern, Naturpapier, Schere, Seile als Teichbegrenzung

Aus Naturpapier wird pro Kind ein ca. 20 cm großer Fisch ausgeschnitten. An jeder Büroklammer wird eine Schnur befestigt. Mittels der Büroklammer wird der Fisch an die Schnur geheftet. Die Schnur soll so lange sein, dass der Fisch im Teich, am Boden liegend, hinter dem Rücken des Kindes „schwimmen" kann. Durch Auflegen von Seilen wird die Teichgröße festgelegt. Nach dem Startsignal versuchen die Kinder einander die Fische abspenstig zu machen. Dafür versuchen sie auf den im Teich schwimmenden Fisch eines anderen Kindes zu treten und solcherart den Fisch zu „fressen". Durch Hüpfen versucht jedes Kind seinen Fisch vor dem Gefressen werden zu retten. Sobald der eigene Fisch gefressen ist, scheidet das betreffende Kind aus. Übrig bleibt zuletzt nur mehr der Hecht.

Flossenlauf

Material: je 1 Paar Schwimmflossen, Kreide für die Start- und Ziellinie

Start und Ziellinie werden am Boden markiert. Jeder zieht sich ein passendes Paar Schwimmflossen an. Auf das Kommando: „Achtung – fertig – los" geht es los. Jeder Teilnehmer versucht so schnell wie möglich bis zur Ziellinie zu laufen. Das ist gar nicht so einfach, wie es sich anhört.

Ab dem ersten Lebensjahr **1**

Spiegelbilder

Material: bequeme Kleidung, Socken

Sie stehen einander von Angesicht zu Angesicht gegenüber. Oma beginnt sich zu bewegen, und das Kind versucht wie ein Spiegel die Bewegungen mitzumachen. Dann werden die Rollen getauscht.

Ab dem zweiten Lebensjahr **2**

Ballontransporter
Gruppenspiel

Material: pro Paar 1 Luftballon und je 1 Geschirr- oder Handtuch

Der Ballon wird aufgeblasen und verknotet. Nun werden Paare gebildet. Je ein Paar erhält einen Luftballon und je ein Geschirr- oder Handtuch. Jeder Spieler ergreift das Tuch an den ihm näheren freien Ecken und hält es fest. Der Ballon wird auf das Tuch gelegt. Durch gemeinsames Bewegen soll der Ballon in die Luft geworfen und wieder aufgefangen werden.

Luftballonvolleyball
Gruppenspiel

Material: 1 Luftballon, pro Mannschaft je 1 Geschirr- oder Handtuch, 1 Seil, 2 Stühle zum Spannen des Seiles, Kreide zum Begrenzen des Spielfeldes

Die Größe des Spielfeldes wird mit Kreidestrichen festgelegt. Die Stühle werden, ähnlich wie beim Volleyball, als Netzstangen aufgestellt. Das Seil wird als Netzersatz gespannt. Jetzt geht's los. Jede Mannschaft erhält ein Geschirr- oder Handtuch. Jeder Spieler ergreift das Tuch an je zwei Ecken und hält es fest. Der erste „Aufschlag" wird mit Hilfe des Kreidestücks ausgelost. Die Regeln sind ähnlich jenen des Volleyball. Nach drei Tuchberührungen muss der Luftballon über dem Seil sein.
Gewonnen hat jene Mannschaft, die zuerst 10 Punkte erreicht hat.

Spielzeuglabyrinth

Material: viele Springschnüre, begehrtes Spielzeug, Klebestreifen

Die Springschnüre werden so am Boden aufgelegt, dass der Verlauf jeder einzelnen Schnur nicht sofort erkenntlich ist. Die Schnüre können einander überkreuzen, Schlaufen und Schlingen bilden. Anschließend werden die Springschnüre mit Klebestreifen am Boden fixiert. Je ein Spielzeug wird an die Springschnurenden gelegt. Oma oder Opa benennt ein Spielzeug. Daraufhin zieht das Kind die Schuhe aus und versucht durch Gehen auf der Springschnur den richtigen Weg zum Spielzeug zu finden.

Sich selbst wahrnehmen

So nehmen Sie sich selbst wahr

Im ersten Lebensjahr

1

Wasserstelzen

Material: zahlreiche große Gefäße, die sich zum Hineinsteigen eignen, je 1 Paar Socken
Zusätzlich als Tastmaterial: Rindenmulch, Sand, Kies, Schottersteine, 1 Stück Kokosmatte, 1 Stück weiches Fließ, Ton, Bohnen, Reis und ähnliches.

Jedes der Gefäße wird bodendeckend mit einer Sorte Tastmaterial ausgelegt. Anschließend werden die Gefäße mit kaltem Wasser halbhoch befüllt. Jetzt geht es los. Einer nach dem anderen darf den Fußparcour durchschreiten. Am Ende des Parcours angelangt, wird das Wasser abgestriffen und anschließend so lange herumgehüpft, bis die Füße trocken sind. Zuletzt werden Socken angezogen.

Erweiterung
Diese Übung läst sich um verschiedene „Gangarten" erweitern. Versuchen Sie den Parcour auf den Zehen, auf den Fersen, auf der Fußaußen- bzw. Fußinnenkante, oder wie die Störche zu durchschreiten.

Immer dem Tone nach

Material: 1 Schelle oder ein anderes Instrument, notfalls 1 Topf mit einem Kochlöffel

Das Kind schließt die Augen. Oma oder Opa hält das Instrument in Händen. Das Instrument schlagend bewegt sie/er sich durch den Raum. Achtung: Hindernissen, wie stehenden Möbeln, muss ausgewichen werden. Das Kind folgt dem Klang des Instruments. Danach wird gewechselt, nun führt das Kind und Oma oder/und Opa folgen den Klängen.

Ballonreise

Material: pro Kind 1 Luftballon

Jedes Kind erhält einen aufgeblasenen und verknoteten Luftballon. Diesen versucht es ständig in der Luft zu halten. Natürlich muss der Ballon dafür berührt werden. Das kann mit dem Kopf, dem Bauch, dem Knie oder auch mit dem Gesäß geschehen.

Für reifere Kinder die Erweiterung als Gruppenspiel
Als Gruppenspiel lässt sich dieses Spiel ebenfalls durchführen. Neuerlich hat jedes Kind einen Luftballon, den es in der Luft zu halten versucht. Nun benennt der Spielleiter jenen Körperteil mit dem der Ballon berührt werden soll.

Paule Protzig

Material: für Oma oder Opa je 2 mit Wasser gefüllte 1,5-Liter-Plastikflaschen, für das Kind 2 mit Wasser gefüllte 0,5-Liter-Plastikflaschen

Sie stehen aufrecht, schulterbreit, beinbreit, mit leicht gebeugten Knien. In jeder, seitlich des Körpers gehaltenen Hand, befindet sich eine Wasserflasche. Die Arme werden bis in Schulterhöhe gehoben und vor dem Körper ausgestreckt. Nun werden die Arme seitwärts nach außen bewegt, bis sie sich seitlich ausgestreckt neben dem Körper befinden. Danach werden die Arme wieder abgesenkt. Wer schafft es, die Flaschen öfter zu stemmen?

Ab dem zweiten Lebensjahr

2

Die kleine Raupe Erika
Für eine ganze Gruppe

Material: Gymnastikreifen, Bildern von Obst und Gemüse, Tücher, die die Flügel des Schmetterlings symbolisieren.

Refrain
Die kleine Raupe Erika, die immer Hunger hat,
die knabbert hier und knabbert da und ist wohl niemals satt!

Sie frisst die grünen Blätter auf von dem Beerenstrauch,
und denkt sich: „Ach, es passt bestimmt noch viel in meinen Bauch."

Refrain

Sie frisst sich durch den Karfiol, ja den mag sie auch,
und denkt sich: „Ach, es passt bestimmt noch viel in meinen Bauch."

Refrain

Sie frisst auch noch n'en Kopfsalat und den grünen Lauch,
und denkt sich: „Ach, es passt bestimmt noch viel in meinen Bauch."

Refrain

Sie sucht sich einen stillen Platz, ruht sich erstmals aus,
und spinnt sich ein so nach und nach in ein kleines Haus.

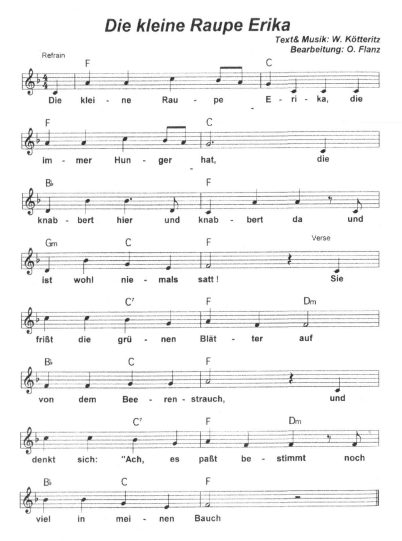

Abb. 11. aus Kötteritz (1999), S. 12. (© Klettermax-Verlag, Iserloh)

Refrain

Sie reckt sich nun nach langem Schlaf aus dem Raupenhaus,
und kommt, oh welch ein Wunder, als Schmetterling heraus!

Refrain

Aus unsr'er Raupe Erika, da wurd' ein Schmetterling,
der breitet nun die Flügel aus und fliegt ganz froh dahin.

Am Beginn besteht die Raupe aus nur einem Kind. Mit jeder Strophe wird die Raupe um ein Kind länger. Die verschiedenen Obst- und Gemüsearten werden mittels aufgelegten Gymnastikreifen symbolisiert. So vorhanden, können Bilder oder die entsprechenden Obst- und Gemüsesorten in den Reifen gelegt werden. Als Kokon dient ein Tunnel aus allen anderen Kindern. Dafür stellen sich die Kinder paarweise hintereinander. Jedes Paar reicht einander die Hände. Die Hände werden über den Kopf gestreckt, sodass daraus ein Tunnel entsteht.
Die Raupe macht sich ganz klein und kriecht in den Kokon hinein. Alle Kinder, die Teil der kleinen Raupe waren, erhalten, sobald sie den Kokon verlassen je zwei Tücher. Nun können sie, ähnlich wie die Schmetterlinge durch die Gegend gaukeln.

3

Im dritten Lebensjahr
Ballonwurf

Material: pro Kind 1 Luftballon

Jedes Kind erhält einen aufgeblasenen und verknoteten Luftballon.
Es wirft den Ballon hoch in die Luft, klatscht in die Hände, versucht sich am Boden zu setzen und erst dann den Ballon aufzufangen. Die verschiedenen Bewegungsfolgen sollte der Spielleiter ansagen.
Großen Kindern wird der Ballon zusätzlich noch mit einigen Bohnen beschwert. Wie verändert sich dann das Flugverhalten?

Im Gleichgewicht gut ausbalanciert

Harmonische Bewegungen gelingen nur bei ausreichender Balance

Ab dem zweiten Lebensjahr **2**

Abweichen vom geraden Weg

Material: 1 mit Wasser gefüllte und gut verschlossene Flasche, 1 Ball oder ähnliches als Ziel

Sie umfassen den Flaschenhals mit einer Hand. Während die Flasche am Boden stehenbleibt, laufen Sie dreimal um die Flasche herum. Versuchen Sie nun geradeaus auf das zuvor ausgemachte Ziel zuzugehen. Wenn Sie ihr Ziel verfehlen, ist das ganz normal. Ihr Gleichgewichtsorgan ist für den gegangenen Bogen verantwortlich.

Schmetterlinge

Material: pro Person 2 Tücher

*Morgens sind die Schmetterlinge müd' vor unserem Haus
und sie breiten ganz, ganz langsam ihre schönen Flügel aus.
Schmetterlinge gaukeln durch die weite Welt
und sie ruhen sich dort aus, wo es ihnen gut gefällt.
Morgens sind die Schmetterlinge müde vor unserem Haus
und sie breiten, ganz, ganz langsam ihre Flügel aus.*

Auch Menschenkinder können Schmetterlinge sein. Dafür benötigen sie je zwei Tücher. Jeder Schmetterling hält in jeder Hand je ein Tuch.
Vorerst stehen die Schmetterlinge und „schlafen". Dafür falten Sie die Hände zusammen und legen sie unter eine Wange. Ganz so als würden sie schlafen. Beim Erwachen lassen sie die Arme vorerst sinken, gehen leicht in die Knie, um die Arme anschließend vor dem Körper bis in Schulterhöhe hochzuheben und auszustrecken. Dabei werden auch die Knie wieder gestreckt.

Danach werden die Flügel wechselseitig bewegt. Also linker „Flügel" vor und rechter „Flügel" zurück. Gleichzeitig werden auch hier die Knie mitbewegt

79

Schließlich bewegen sich die „Flügel" synchron. Dafür werden beide „Flügel" gleichzeitig in die gleiche Richtung bewegt, und die Knie etwas mehr gebeugt. Zu guter Letzt gaukeln die Schmetterlinge einfach durch die „Lüfte".

Ich bin ein Baum

Im Sommerduft der Wiese,
da träum ich meinen Traum.
Ich stell mir vor,
ich wäre ein kleiner junger Baum.

Ich spür' die Wurzeln wachsen,
tief in die Erde rein.
Sie dringen tief und tiefer,
da muss doch Wasser sein?

Ich spür mich größer werden,
und wachse in die Höh'.
Ich seh' mit meiner Krone
bis hin zum grünen See.

Der Wind spielt mit den Blättern,
ich breit' die Äste aus.
Die Sonne wärmt die Rinde,
ich atme ein und aus.

Ich atme und ich stehe
Verwurzelt, aufrecht, fest.
Ich trag' in meinen Zweigen
ein kleines Vogelnest.

Der Regen lässt mich wachsen,
ich bin ein Blätterhaus
für Käfer, Bienen, Vögel,
sie fliegen ein und aus.

Im Sommerduft der Wiese,
da träum' ich meinen Traum,
Spür' Wurzelkraft und Sonne,
ich bin ein großer Baum.

Ich bin ein Baum

Text und Melodie:
Dorothée Kreusch-Jacob

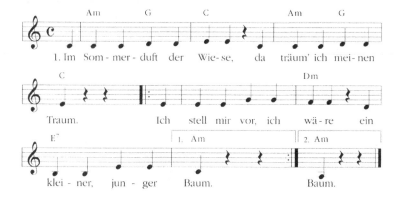

Abb. 12. aus Kreusch-Jacob (1996), S. 90. (Text und Melodie: Dorothée Kreusch-Jacob. © Patmos Verlag GmbH & Co. KG, Düsseldorf)

Ein Tanz um den Baum

Zusammen mit einem Baum bilden wir ein Mandala. Dieses Wort bedeutet in altindischer Sprache „Kreis". Ein Meditationszeichen, das zur Mitte führt. Der Baum bildet also die Mitte des Kreises. Wir bewegen uns in ruhigen Schritten und summen leise die Melodie des Baumliedes. Barfuß tanzen unsere Füße ein Bild auf dem Boden. Je einfacher, desto schöner ist dieser Tanz. Wir versuchen dabei, gemeinsam ohne Worte eine Form zu finden. In ruhigen Wiegeschritten nach rechts und links im Rhythmus des Liedes, rundherum im Kreis und in die Gegenrichtung.
Zur Mitte und wieder nach außen. Mit der Zeit wird die Melodie vertrauter, und immer harmonischer schwingen sich die gemeinsamen Bewegungen aufeinander ein. Sobald unser Lied verklungen ist, kommen auch die Bewegungen zur Ruhe. Wir stehen mit gefassten Händen im Kreis, schließen die Augen und stellen uns noch einmal das getanzte Mandala in seiner Form vor. Dann legen wir es als Bild auf den „Waldboden". Mit allem was wir in unmittelbarer Nähe dafür finden.

Platz sparen

Material: bequeme Kleidung, Socken, alte Tageszeitung

Jeder erhält einen Bogen Zeitungspapier. Vorerst kann er sich bequem daraufstellen. Anschließend von der Zeitung herunterspringen! Danach wird die Zeitung der Länge nach zusammengefaltet. Neuerlich wird auf die Zeitung gesprungen und kontrolliert, ob die Füße noch Platz darauf haben. Wieder von der Zeitung herunterspringen. Die Zeitung nunmehr quer zusammenlegen. Haben auf dem ¼-Bogen die Füße noch Platz? Das Spiel lässt sich weiter fortsetzen, bis das Stehen nur mehr im Zehenstand gelingt.

Kletterbalance

Material: 2 Stühle oder 2 Hocker, ein unaufgeräumtes Kinderzimmer

Wer räumt schon gerne das Kinderzimmer auf? Heute geschieht das einmal anders. Dafür klettert das Kind auf einen Stuhl. Anschließend legt es sich bäuchlings quer über die Sitzfläche und nimmt einen aufzuräumenden Gegenstand vom Boden auf. Danach richtet es sich, das Spielzeug festhaltend auf und versucht, ohne den Boden mit den Füßen zu berühren, einen anderen Stuhl so vor den Ersten zu stellen, dass es auf den anderen Stuhl hinüberklettern kann. Derart das Kinderzimmer durchkletternd wird rasch aufgeräumt. Bei kleineren Kindern sind Oma oder Opa beim Tragen der Stühle behilflich.

Wasserlauf
Gruppenspiel

Material: 1 Joghurtbecher pro Mannschaft, Gegenstände, die als Hindernis dienen können, oder auch Verkehrshütchen, Tuch zum Verbinden der Augen, Stift zum Markieren des Wasserstandes

Vorerst wird mittels Verkehrshütchen je ein Parcours pro Gruppe aufgebaut. Der Weg führt einmal rechts und einmal links neben dem Verkehrshütchen vorbei. Jede Gruppe erhält einen mit Wasser gefüllten Joghurtbecher. Der Wasserstand wird mittels Stift markiert. Nach dem Startsignal versucht je ein Läufer mitsamt dem Joghurtbecher den Parcours zu durchlaufen. Vorerst geschieht das mit offenen Augen.

Dabei soll so wenig Wasser wie möglich verschüttet werden. Es gewinnt jene Gruppe, die nach dem letzten Läufer noch mehr Wasser im Becher hat. Anschließen kann der Parcours mit geschlossenen Augen bewältigt werden. Dafür gibt entweder ein anderer Mitspieler akustische Hilfestellung, oder die Läufer müssen Schrittlängen und Schrittfolgen vor dem Lauf bewusst abgehen.

Ab dem dritten Lebensjahr **3**

Erweiterung als Gruppenspiel

Material: pro Gruppe 1 Tuch zum Verbinden der Augen,

Es gilt, den Parcours mit verbundenen Augen zu durchqueren. Dafür muss der Partner deutliche Hinweise geben, also wie viele Schritte nach vor gemacht werden müssen. Er benennt das nächste Hindernis und beschreibt, wie es zu überqueren ist. Auch hier gilt, so wenig Wasser wie möglich zu verschütten.

Balanceakt

Material: bequeme Kleidung, Socken

Sie stehen schulterbreit, beinbreit, aufrecht auf dem Boden.
Nun wird das Gewicht auf das linke Bein verlagert. Das rechte Bein wird hochgehoben und das Knie abgewinkelt. Gleichzeitig wird der rechte Arm abgewinkelt, sodass der Ellenbogen des rechten Armes das Knie berührt. Danach werden der Arm und das Bein abgesenkt. Gewicht auf das rechte Bein verlagern, und weiterüben.

Herbst, Wetter, Drachen, Erntedank

Tasten und Spüren

Die Welt mit allen Sinnen begreifen

Im ersten Lebensjahr **1**

Alle meine Entchen

Alle meine Entchen
schwimmen auf dem See,
schwimmen auf dem See,
Köpfchen unter Wasser,
Schwänzchen in der Höh.

Wiederholen des Liedes

Dafür stehen sie schulterbreit, beinbreit, die Zehenspitzen zeigen leicht nach außen.
Knie beugen, Hände vorerst auf die Oberschenkel stützen, Gesäß weit nach hinten schieben. Hände von den Schenkeln lösen und mit den Händen Schwimmbewegungen vollführen. Der Kopf darf „unter" Wasser gehalten werden.

Das Gespensterl

Material: 1 kleines weißes Taschentuch, 1 schwarzer Stift

Das Taschentuch wird über den Zeigefinger einer Hand gestülpt. Die Finger dieser Hand sind das Gespensterl. Nur noch Augen und einen Mund aufmalen und es kann losgehen.

Das ist ein Gespensterl	Das Gespensterl wackelt hin und her
Das guckt durchs Fensterl	Mit Daumen und Zeigefinger der anderen Hand ein Fensterl formen
Und dann:	mit dem Finger hin und her
Huiiiiiiiiiiiiiiiiiiiiiiiiiii	wackeln.
fliegt es wieder fort	Das Fensterl verschwindet
an einen anderen Ort	und taucht anderorts wieder auf.
Das ist das Gespensterl	
Und es guckt wieder durchs Fensterl.	Auch dort guckt es durchs Fensterl

Biegsames Wasser

Material: 1 Plastiklöffel, 1 Wolltuch, Wasser

Vorerst wird mit dem Löffel am Wolltuch gerieben. Wird das Wasser am Wasserhahn nur leicht aufgedreht und der Löffel nahe genug an den feinen Wasserstrahl gehalten, so „biegt" sich das Wasser zum Löffel hin. Doch Achtung, der Löffel darf mit dem Wasserstrahl nicht in Berührung kommen!

Körperliches Umsetzen

Material: bequeme Kleidung, Socken

Ähnlich wie das Wasser können auch Menschen sich biegen. Dafür stehen Sie aufrecht. Die Beine sind schulterbreit, die Füße parallel ausgerichtet. Die Hände werden hinter dem Kopf verschränkt. Die Ellbogen zeigen nach außen. Vorerst werden die Ellbogen nach außen gedrückt. Danach wird der Oberkörper langsam so weit wie möglich nach rechts gedreht. Die Füße bleiben fest am Boden. Anschließend in die Gegenrichtung drehen.

Ab dem zweiten Lebensjahr

Rasierschaumbilder

Material: 1 Rasierpinsel, 1 großer Blumenuntersetzter, 1 Schale Rasierschaum zum selbst anrühren, 1 Schälchen Wasser

Vorerst wird der Rasierschaum hergestellt. Dafür muss der Pinsel nass gemacht werden. Danach in der Schale mit dem selbst anzurührenden Rasierschaum ausreichend Schaum erzeugen. Den Schaum auf den Blumenuntersetzer übertragen. Und los geht's. Von der Mitte aus beginnend, werden die Rasierschaumkreise immer größer (die Kreisbewegungen sollten regelmäßig sein). Schließlich werden sie wieder kleiner und kommen schließlich in der Mitte ganz zum Stillstand.

Meine Füße, deine Füße
Gruppenspiel

Material: 1 große Decke

Ein Kind wird bestimmt und geht hinaus. Die anderen Kinder legen sich rücklings, mit nackten Füßen auf den Boden. Sie werden mit der großen Decke abgedeckt, sodass nur noch die Füße herausschauen. Das zuvor hinausgesandte Kind wird wieder in den Raum geholt. Aus den vielen verschiedenen Füßen soll es jene seines besten Freundes oder seiner besten Freundin herausfinden. Gelingt das, wird gewechselt.

Wem gehört dieser Schuh?
Gruppenspiel

Material: 1 große Decke, Hausschuhe

Alle Kinder ziehen ihre Hausschuhe aus. Jeweils einen geben sie in die Kreismitte. Die anderen Schuhe werden abseits zusammengestellt.
Nun wird ein Kind hinausgeschickt, und alle in der Kreismitte liegenden Schuhe vorerst gut durcheinander gemischt und mit der Decke bedeckt.
Das zuvor hinausgesandte Kind wird wieder hereingebeten. Ohne unter die Decke zu sehen, ergreift es einen Hausschuh und zieht ihn unter der Decke hervor. Jetzt heißt es überlegen. Wem gehört der Schuh? Benennt das Kind den richtigen Namen, werden die Rollen getauscht.

3

Ab dem dritten Lebensjahr

Treffsicherheit

Material: je 1 Blatt Papier und 1 Stift, Tisch und Sessel

Ungefähr in die Mitte des Blattes wird mit dem Bleistift ein deutlich sichtbarer Punkt gesetzt. Nun versammeln sich alle rund um den Tisch. Das Blatt wird so vor den jeweiligen Spieler hingelegt, dass er mit seiner ausgestreckten und senkrecht nach unten geführten Hand, den markierten Punkt leicht erreichen kann. Das gelingt auch ganz leicht. Danach deckt eine Hand ein Auge ab. Wem gelingt es auch jetzt noch den markierten Punkt gleich zu treffen?

4

Ab dem vierten Lebensjahr

Krakelschrift

Material: je 1 Blatt Papier und 1 Stift, Tisch und Sessel

Jeder auf einem Sessel sitzende Mitspieler erhält ein Blatt und einen Stift. Der Stift wird in die bevorzugte Schreibhand genommen. Nun versucht jeder seinen Namen zu schreiben und gleichzeitig mit einem Bein kreisförmige Bewegungen auszuführen.

Wir gemeinsam

Gemeinsam mit dem Partner

2

Ab dem zweiten Lebensjahr

Blasspiele

Material: je 1 Tischtennisball, je 1 Trichter

Dafür legt man den Tischtennisball in einen Trichter. Der Trichter mit dem darin befindlichen Ball wird so in die Hand genommen, dass die Öffnung des Trichters schräg nach oben zeigt. Ab sofort geht's los. Es wird kräftig geblasen. Doch leider, der Tischtennisball kann nicht aus dem Trichter geblasen werden. Schafft es doch jemand?

Handthermometer

Material: 1 transparente, viereckige Plastikflasche, 1 Trinkhalm, 1 Kork zum Verschließen, Flaschenöffner oder Handbohrer

Die Flasche wird mit vom Malen gefärbten Wasser zu einem Drittel gefüllt. In den Korken wird eine, genau dem Durchmesser des Trinkhalms entsprechende Öffnung gebohrt. Anschließend wird der Trinkhalm in die Öffnung gesteckt. Danach wird die Flasche mit dem Korken verschlossen. Der Trinkhalm wird so justiert, dass er ins Wasser reicht. Durch Aneinanderreiben der Handflächen werden diese warm. Sobald sie warm sind, umfassen die Hände die Flasche. Daraufhin steigt das Wasser im Thermometer/Trinkhalm empor. Wer hat die wärmsten Hände?

Körperliches Umsetzen

Material: bequeme Kleidung, Socken

Dafür stehen Sie schulterbreit, beinbreit, aufrecht am Boden. Die Arme hängen vorerst seitlich des Körpers herunter. Ähnlich wie die sich im Trinkhalm ausdehnende Flüssigkeit, werden die Arme nach oben gestreckt. Dabei wird langsam eingeatmet. Beim Senken der Arme wird ausgeatmet.

Ab dem dritten Lebensjahr **3**

Wie viele Punkte?
Gruppenspiel

Material: 1 großer Schaumgummiwürfel

Alle gehen einfach durch den Raum. Der Spielleiter würfelt und benennt die gewürfelte Zahl. Daraufhin stellen sich alle, der jeweiligen Punktezahl entsprechend in Kleingruppen zusammen. Nach dem Überprüfen bewegen sich wieder alle durch den Raum.

Gemeinsamkeiten finden

Material: unterschiedliches, dem Kind vertrautes Spielmaterial

Das Kind ergreift einen Gegenstand und benennt ihn. Nun suchen Oma oder Opa nach einem Gegenstand, der ein gemeinsames Merkmal wie der zuvor benannte aufweist. Beispielsweise, Farbe, Form, Fortbewegungsart, Material und ähnliches. Damit das deutlich wird, spricht Oma: „Der Bauklotz ist so rot wie das Auto." Die genannten Gegenstände werden hintereinander abgelegt. Dieses Spiel eignet sich auch als amüsantes Wegräumspiel.

Ab dem vierten Lebensjahr

4

Buchstaben zusammenstellen
Gruppenspiel

Material: große Bögen Packpapier, mit je einem Buchstaben darauf, Klebestreifen, um die Buchstaben am Boden zu befestigen.

Die Bögen Packpapier mit den darauf gemalten Buchstaben werden am Boden fixiert.
Neuerlich gehen alle durch den Raum. Der Spielleiter nennt einen Buchstaben. Beispielsweise „S" wie Sonne. Nicht wie üblicherweise „es" sondern tatsächlich „s".
Daraufhin versuchen die Kinder mit ihren Körpern den Buchstaben nachzubilden. Dazu stellen sie sich entweder in der Form des Buchstabens zusammen. Oder aber jedes Kind versucht für sich die entsprechende Buchstabenform mit seinem Körper nachzubilden.

Wasserbett
Gruppenspiel

Vier Kinder begeben sich, wie zum Krabbeln, in den Vierfüßerstand. Sie „stellen" sich so auf, dass ein Kind mit seinem Kopf nach rechts blickt, während der Kopf des anderen Kindes genau in die Gegenrichtung blickt. Der fünfte Mitspieler legt sich auf das „Bett". Durch langsames Auf- und Abbewegen der Rücken entsteht für den liegenden Mitspieler der Eindruck, er läge auf einem Wasserbett.

Schlaufüchse

Material: je 1 Postkarte oder Papier in Postkartenformat, Schere

Kann man den Kopf durch eine Postkarte hindurchstecken? Oh ja, das geht. Ganz einfach, dafür heißt es vorerst ausprobieren und nachdenken. Das geht ganz einfach. Die Postkarte wird der Länge nach gefalten. Abwechselnd wird sie einmal von der linken und dann wieder von der rechten Seite her eingeschnitten! Danach wird die Karte vorsichtig auseinander gefalten. Die Karte lässt sich ganz bequem über den Kopf ziehen.

Sich selbst wahrnehmen

So nehmen Sie sich selbst wahr

Katzenbuckel

Vierfüßlerstand: Hände und Knie werden am Boden abgestützt. Der Rumpf ist von der Unterlage abgehoben. Der Rücken ist gestreckt, der Kopf als Verlängerung des Rückens, ist in Mittelstellung. Die Schultern werden leicht nach unten gedrückt, sodass der Rücken ganz gerade wird. Die Oberarme sind leicht gebeugt. Vorerst ist der Rücken gerade, dann wird ein richtiger Katzenbuckel gemacht, um schließlich wieder zur Ausgangsposition zurückzukehren.

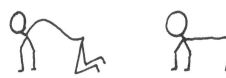

Spiel mit dem Atem

Material: bequeme Kleidung, Socken

Sie stehen aufrecht, schulterbreit, beinbreit. Die Arme werden langsam über den Kopf gestreckt. Dabei wird ebenso langsam eingeatmet. Der linke Arm zieht besonders kräftig nach oben, gleichzeitig wird das linke Bein fest gegen den Boden gedrückt. Zum kräftigen Ausatmen werden die Knie gebeugt, die Arme nach unten geführt und der Rücken rund gemacht. Während des langsamen Aufrichtens, Streckens der Beine und Hebens der Arme, wird langsam eingeatmet.

Drück mich

Material: 1 bequemer Sessel

Opa und Kind stehen einander mit leicht gegrätschten Beinen gegenüber. Bei kleineren Kindern empfiehlt sich die Übung sitzend durchzuführen. Die Arme hängen vorerst locker seitlich herunter. Nun winkelt das Kind seine Unterarme im rechten Winkel ab, die Handgelenke werden gestreckt, sodass die Handflächen zu Boden zeigen. Opa legt seine Handflächen unter jene des Kindes. Dazu müssen die Unterarme ebenfalls gebeugt, und die Handgelenke gestreckt werden. Nun versucht das Kind Opas Handflächen in Richtung Boden zu drücken. Währenddessen versucht Opa genau das Gegenteil.

Ab dem zweiten Lebensjahr

2 ### Brücken bauen

Material: 1 Blatt Papier, 3 gleiche Wassergläser, 1 Tisch

Das Papier wird der Länge nach mehrmals gefalten, sodass eine „Ziehharmonika" entsteht. Zwei Gläser werden ca. 7 cm voneinander entfernt auf den Tisch gestellt. Das gefaltene Papier wird darübergelegt.
Das dritte Glas wird auf die Brücke gestellt. Zum allgemeinen Erstaunen hält die Brücke der Belastung mühelos stand.

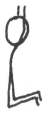
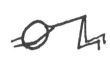

Körperliches Umsetzen

Material: bequeme Kleidung, Socken

Vorerst kniet sich jeder aufrecht auf den Boden. Die Arme werden empor gestreckt und anschließend der Oberkörper nach vor gebeugt, sodass die Arme auf dem Boden ruhen. Dabei wird langsam ausgeatmet. Beim Aufrichten wird langsam eingeatmet.

Druck und Zug

Material: je 1 Flex- oder Teraband, bequeme Kleidung, Socken

Dafür stehen Sie aufrecht und entspannt. Jeder hält die Enden seines Flexbandes in Händen. Das Gewicht wird auf das „Standbein" verlagert. Das andere Bein wird angehoben und der Fuß (Spielbein) in das durchhängende Flexband gestellt. Während die Arme das Band in Richtung Oberkörper ziehen, wird das Spielbein gegen den Widerstand des Bandes in Richtung Boden gestreckt. Der Boden wird jedoch nicht berührt. Durch langsames Abwinkeln des Beines wird die Spannung wieder gelöst. Zusätzlich verringert sich auch die Spannung der Oberarme. Neuerlich wird das Bein gestreckt, das Flexband in Richtung Oberkörper gezogen, 10-mal wiederholen.
Dann das Bein wechseln.

Seitliche Lagerung

Material: bequeme Kleidung, Socken

Dafür legen Sie sich seitlich ausgestreckt auf den Boden. Die Beine liegen übereinander. Der dem Boden nähere Arm wird „über den Kopf" ausgestreckt. Der zweite Arm dient der Balance. Deshalb wird er vor dem Körper aufgestützt. Nun wird das der Zimmerdecke nähere Bein langsam abgehoben und wieder abgesenkt, nicht jedoch abgelegt. Dieses Heben und Senken wird mehrmals wiederholt. Danach die Seitenlage wechseln.

Hoch das Bein

Material: bequeme Kleidung, Socken

Nun liegen Sie auf dem Rücken. Ein Bein wird abgewinkelt und aufgestellt. Die Arme ruhen seitlich neben dem Körper. Das gestreckte Bein wird, vorerst ohne das Becken zu heben, so weit wie möglich zum Oberkörper gezogen. Der Idealwinkel dafür wäre 90 Grad. Die Arme drücken kräftig gegen den Boden. Anschließend wird das Gewicht auf das aufgestellte Bein und den Fuß verlagert und das Becken vom Boden abgehoben. Das ausgestreckte Bein so weit wie möglich in Richtung Decke schieben.

Oberarmetraining

Material: je 1 Flex- oder Teraband, bequeme Kleidung, Socken

Jeder hält die Enden des Flexbandes in Händen. Die Oberarme werden, ohne Spannung des Bandes, gerade vor dem Körper ausgestreckt. Nun ziehen Sie die Arme seitlich auseinander. Die Handgelenke behalten ihre Position dabei bei. Danach wird die Spannung wieder langsam gelöst.

Erweiterung
Das Flexband in Händen werden die Arme über den Kopf gestreckt. Wie zuvor ziehen die Arme seitlich nach außen. Die Handgelenke behalten ihre Position bei, die Ellbogen bleiben gestreckt.

Erweiterung
Das Band wird hinter dem Körper auf Schulterhöhe gehalten. Ohne den Rücken rund zu machen, ziehen die Arme seitlich nach außen.

Erweiterung
Natürlich lässt sich das auch mit nach unten hängenden Armen und hinter dem Rücken gehaltenen Flexband durchführen. Auch hier bleiben der Rücken, die Ellenbogen und die Handgelenke stabil.

Im Gleichgewicht gut ausbalanciert

Harmonische Bewegungen gelingen nur bei ausreichender Balance

Im ersten Lebensjahr **1**

Halme im Wind

Material: bequeme Kleidung, Socken

Sie stehen gut verankert, schulterbreit, beinbreit am Boden. Wie Grashalme werden die Arme schräg nach oben außen gestreckt. Dabei werden der Oberkörper und die Arme wie vom Wind nach links und rechts hin und her bewegt. Manchmal ist der Wind stärker und die Bewegungen daher größer, manchmal ist er schwächer und folglich die Bewegungen kleiner. Bis sie schließlich ganz zur Ruhe kommen.

Ab dem zweiten Lebensjahr **2**

Entenlauf

Material: 1 Plastikente, Planschbecken zum Hineinsteigen

Die Spieler steigen in das mit Wasser gefüllte Planschbecken. Sie stehen einander gegenüber und grätschen ihre Beine. Die gegrätschten Beine bilden je ein Tor. Die Plastikente wird ins Wasser gelegt. Natürlich in die Mitte des Beckens. Ausschließlich durch Blasen versucht jeder Spieler die Plastikente ins gegnerische Tor zu bringen.

Autorennen

Material: einen blauen, roten, grünen und gelben Gegenstand oder entsprechend farbige Karten

Zuerst wird die Bedeutung der einzelnen farbigen Karten oder Gegenstände geklärt. Bei Rot heißt es, stehen bleiben, bei Grün so schnell wie möglich fahren, bei Blau rückwärts fahren und bei Gelb langsam fahren.

Jedes Kind denkt sich seinen imaginären Rennwagen aus. Der Wagen wird gestartet. Das Kind bewegt sich durch den Raum. Auf seiner Fahrt darf es nirgendwo anstoßen. Dabei achtet es immer wieder auch auf Oma oder Opa. Sobald Oma oder Opa einen farbigen Gegenstand oder die farbige Karte hochhält, verhält es sich entsprechend.

3

Ab dem dritten Lebensjahr

Balancieren eines Stabes

Material: je 1 hölzerner Laternenstab, 1 Suppenlöffel oder ähnliches

Wer schafft es, den Stab zu balancieren? Dafür wird der Zeigefinger einer Hand leicht ausgestreckt. In welche Richtung lässt sich der Stab verschieben und hält trotzdem die Balance?
Kann das auch mit einem Löffel gelingen? Einfach ausprobieren.

Körperbalance

Material: bequeme Kleidung, Socken

Beide Partner stehen schulterbreit beinbreit einander gegenüber. Beide gehen leicht in die Knie. Sie reichen einander die Hände. Das Kind steigt vorerst mit einem Fuß auf Opas Oberschenkel und zwar so, als wollte es an Opa hinaufklettern. Damit das möglich wird, dreht es den Fuß leicht nach außen und stellt ihn, knapp unterhalb des Hüftgelenks auf den Oberschenkel. Durch Zurücklehnen und Strecken der Arme wird es möglich auch das zweite Bein abzuheben und auf Opas anderen Oberschenkel zu stellen. Ganz mutige können nun einen Arm loslassen.

Tausendfüßler
Partnerübung

Material: bequeme Kleidung, Socken

Die Kinder setzten sich dicht hintereinander mit aufgestellten Beinen auf den Boden. Die Arme sind seitlich neben dem Körper am Boden abgestützt. Das erste Kind hebt die Arme in die Höhe, wendet den Oberkörper seitlich und stützt die Arme seitlich auf. Im sich Drehen streckt es die gegrätschten Beine. Das nächste Kind vollführt die Bewegung einfach mit. Dadurch wird es auf den Rücken des anderen Kindes „gehoben". Es braucht nur noch die

Arme auf den Boden zu strecken und den Bewegungen des Vordermannes zu folgen. Der Tausendfüssler kann sich schon fortbewegen.

Ballbalance

Material: je 1 Tuch, bequeme Kleidung, Socken

Sie stehen aufrecht auf dem Boden. Eine Hand hält den Ball oder das Tuch. Die Arme werden seitlich ausgebreitet. Das Gewicht wird auf das Standbein verlagert. Das andere Bein wird abgewinkelt und hochgehoben. Nun wird das Tuch unter dem abgewinkelten Bein von einer Hand zur anderen weitergegeben.

Erweiterung
Diese Übung lässt sich mit einem Ball erweitern. Dafür wird die, den Ball führende Hand, von außen unter einem Bein hindurchgeführt und anschließend der Ball zwischen den Beinen senkrecht in die Luft geworfen. Die andere Hand fängt den Ball. Das zuvor gehobene Bein wird abgesenkt. Danach wird gewechselt.

Advent, Gefühle, Winter

Tasten und Spüren

Die Welt mit allen Sinnen begreifen

Im ersten Lebensjahr 1

Schaumschlagen

Material: 1 mit Wasser gefüllte Plastikschüssel oder Plastikwanne, Badezusatz, Trinkhalme, Schneebesen aus der Küche

In das mit Wasser gefüllte Gefäß wird der Badezusatz gegeben und schon geht's los. Mit dem Trinkhalm wird geblubbert, mit dem Schneebesen oder der Hand wird Schaum erzeugt.

Ab dem zweiten Lebensjahr 2

Sterne

Material: 1 Blatt Papier, Bleistift, Lineal, eventuell Zirkel, Buntstifte zum Bemalen, 1 mit warmem Wasser gefüllter Suppenteller, Schere

Vorerst wird mit Hilfe des Zirkels, des Bleistiftes und des Lineals ein achtstrahliger Stern auf das Papier gezeichnet. Der Stern kann mit Buntstiften bemalt werden. Der Stern wird ausgeschnitten. Die Zacken des Sterns werden zur Sternenmitte nach innen gefalten und so auf das Wasser gelegt, dass sich die Zacken, wie Blumenblätter entfalten können. Jetzt heißt es genau beobachten was passiert?

Körperliches Umsetzen

Material: bequeme Kleidung, Socken

Das lässt sich leicht mit dem Körper nachformen. Dazu legen Sie sich ausgestreckt auf den Rücken. Heben Sie den Kopf und ziehen Sie die Knie so an den Körper, dass die Hände die Kniekehlen berühren können. Diese Position wird einige Sekunden gehalten, dann gehen Sie wieder in die Ausgangsposition zurück.

Schultern dehnen

Material: bequeme Kleidung, Socken, je 1 Sessel

Dafür sitzen Sie aufrecht, mit geradem Rücken auf dem Sessel. Der rechte Arm wird vorgestreckt, anschließend der Ellenbogen so gebeugt, dass die Hand die linke Schulter ergreifen kann. Die linke Hand umfasst den rechten Arm und drückt ihn gegen den Widerstand des rechten Armes wieder in Richtung Schulter. Zeitgleich, mit dem Aufbau des Widerstandes, wird der Kopf zur rechten Seite gedreht ohne dabei den Hals zu beugen. Während der gesamten Übung fließt die Atmung ruhig und entspannt dahin. Der Widerstand wird einige Sekunden lang gehalten. Danach wird die Spannung gelöst und die Übung mit dem linken Arm durchgeführt.

Schaumbergfischen

Material: 1 mit Wasser gefüllte Plastikschüssel oder 1 kleine Plastikwanne, etwas gut schäumender Badezusatz, 1 Tablett mit einer Glaskugel, einem Stein, einem Stück Seife, einem sauberen Schwamm, Legosteine, 1 Plastikspielzeugauto, 1 Waschlappen, 1 mit Wasser gefülltes Gefäß zum Reinigen der Hände und 1 Handtuch

Vorerst wird jeder Gegenstand genau betrachtet. Währenddessen wird der Badezusatz in die Plastikwanne gegeben und gut aufgeschäumt. Jeder einzelne Gegenstand wird benannt, und in der Plastikwanne versenkt. Das Kind benennt den zu suchenden Gegenstand. Daraufhin versucht Opa den nunmehr unsichtbaren Gegenstand mit einer Hand im Wasser zu erfühlen. Sobald er gefunden wurde, wird er aus dem Wasser gehoben und auf dem Tablett abgelegt. Abschließend wird die Hand im zweiten Gefäß gereinigt und abgetrocknet. Jetzt werden die Rollen getauscht und die Suche geht neuerlich los.

Dehnen und Strecken der Wadenmuskel

Material: bequeme Kleidung, Socken, Türstock

Sie stehen aufrecht einen Schritt vom Türstock entfernt. Machen Sie einen kleinen Ausfallschritt, damit Sie Ihre Hände in Schulterhöhe am Türstock abstützen können. Damit die Ferse des hinteren Beines Bodenkontakt halten kann, muss der Ausfallschritt relativ klein sein. Zusätzlich wird das Knie des hinteren Beines leicht gebeugt. Durch vorsichtiges Drücken in Richtung Boden des hinteren Beines wird der Wadenmuskel gedehnt. Während dieser Übung verbleibt die Zunge ruhig im Mund, die Atmung fließt gleichmäßig. Die Spannung wird einige Sekunden gehalten und danach wieder gelockert. Danach wird die Fußposition gewechselt.

Halswirbelsäule

Material: bequeme Kleidung, Socken, Sessel

Sie sitzen aufrecht auf dem Sessel. Die Arme hängen entspannt seitlich neben dem Körper. Der Kopf ist aufrecht, der Blick gerade ausgerichtet. Nun wird der Kopf mehrmals seitlich nach rechts und links geneigt, ohne dabei den Kopf zu drehen. Danach wird der Kopf mehrmals soweit wie möglich nach vor zur Brust, bzw. nach hinten in den Nacken geneigt. Abschließend pendelt der Kopf von seitlich rechts, nach vor zur Brust um schließlich bei seitlich links zu enden. Diese Abfolge wird mehrmals wiederholt.

Wir gemeinsam

Gemeinsam mit dem Partner

Im zweiten Lebensjahr

2

Pusteübung, Flaschenballon

Material: je 1 Luftballon und 1 Glasflasche

Die Öffnung des Luftballons wird über die Flaschenöffnung gespannt. Nun heißt es kräftig blasen. Ist es möglich den Ballon aufzublasen?
Nach einigen Versuchen ist rasch klar, die Sache ist leider unmöglich.

Geheimnisvolle Spuren

Material: 1 großer Bogen Zeichenpapier, 1 Stift, 2 Magnete

Mit Hilfe des Stiftes werden auf das Papier möglichst gleichmäßige Schlingen gezeichnet. Das Papier wird zwischen die Magneten geklemmt. Oma oder Opa halten das Papier fest. Durch Bewegen des Magneten unterhalb des Papiers sollen die vorgegebenen Schlingen nachgespurt werden. Danach wird gewechselt. Nun hält das Kind den Bogen Zeichenpapier fest, sodass Oma und Opa nachspuren können.

Im ersten Lebensjahr

1

Lockern der Schulter-Nacken-Muskulatur Partnermassage

Material: bequeme Kleidung, Socken

Damit die Hände warm werden, reiben Sie die Handflächen aneinander. Diese Übung kann sowohl im Sitzen, als auch im Stehen durchgeführt werden. Streichen Sie mit beiden Händen vorerst leicht über die Schulter und Nackenmuskulatur. Üben Sie nur so viel Druck aus, wie es dem Partner angenehm ist. Danach setzen Sie die Fingerspitzen auf das Hinterhaupt und massieren dort gegen den Uhrzeigersinn im Kreis. Danach wird gewechselt.

Musik

Material: je 1 quadratisches Stück Papier, 1 Schere, Bleistift zum Rollen

Eine Ecke des quadratischen Papiers wird abgeschnitten. Bei der gegenüberliegenden Ecke wird das Papier von beiden Seiten her eingeschnitten, die Ecke jedoch nicht abgetrennt. Ausgehend von einer unveränderten Ecke, wird das Blatt mittels Bleistift zu einer Röhre gerollt. Mittels Lufteinsaugen durch die Röhre wird ein lauter Brummton hörbar. Lassen sich damit je nach Blattgröße unterschiedliche Töne erzeugen?

Turmbau

Material: jede Menge Bauklötze, 1 Tuch zum Verbinden der Augen

Dem Kind werden die Augen verbunden. Es versucht aus den bereitgestellten Bauklötzen einen möglichst hohen Turm zu bauen. Dabei kann es sich lediglich auf das Spüren der eigenen Hände verlassen. Danach werden die verbauten Bauklötze gezählt. Dann wird gewechselt.

Erweiterung
Das Kind versucht Oma zu beschreiben, wie sie die Bauklötze aufeinander stapeln soll. Natürlich sind ihre Augen dabei verbunden.

Sich selbst wahrnehmen

So nehmen Sie sich selbst wahr

Im ersten Lebensjahr

1 *Tischübung*

Material: bequeme Kleidung, Socken,

Sie liegen rücklings auf dem Boden. Die Beine sind aufgestellt. Die Hände liegen auf dem Becken.
Während die Lendenwirbelsäule kräftig gegen die Unterlage gedrückt wird, wird ein Bein nach dem anderen in die „Tischposition" gehoben. Dadurch entsteht zwischen Hüfte und Knie ein 90-Grad-Winkel.
Diese Position soll so lange wie möglich beibehalten werden.

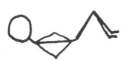 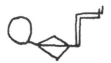

Ab dem zweiten Lebensjahr

2 *Damenliegestütz*

Material: bequeme Kleidung, Socken

Der physiologisch richtige Handstütz
Dazu stützt man sich auf die Handflächen beider Hände. Die Finger sind dabei leicht gespreizt und gewölbt. Beide Hände sind leicht in Richtung der Körpermitte verdreht. In dieser Position werden die Ellbogen automatisch leicht gebeugt.

Sie sind im Vierfüßlerstand. Dabei befinden sich die Knie unter den Hüften, die Hände genau unter den Schultern, die Ellbögen sind leicht gebeugt. Die Lendenwirbelsäule wird leicht hohl gemacht, die Brustwirbelsäule ist leicht rund, der Nacken wird lang gemacht.
Zum Aufstützen werden die Zehen aufgestellt.
Nun werden die Oberarme leicht gebeugt und danach wieder gestreckt. Wer schafft mehr?

Sinnestäuschung

Zeige und Mittelfinger einer Hand werden überkreuzt. Reibt man mit den Fingerkuppen seitlich auf der eigenen Nasenspitze hin und her, so entsteht der Eindruck als hätte jeder zwei Nasen.

Sitzboogie

Material: je 1 Sessel, bequeme Kleidung, Socken

Sie sitzen aufrecht auf dem Sessel. Die Oberarme werden in Schulterhöhe gehoben, die Ellbogen so abgewinkelt, dass die Hände nach unten baumeln. Nun werden die Unterarme nach oben gekippt, sodass die Finger in Richtung Decke zeigen. Beide Unterarme wieder nach unten. Abwechselnd einen Unterarm in die Höhe heben. Unterarme und Hände zeigen nach unten. Vorerst mit den Händen Kreise in der Luft beschreiben, danach mit den Unterarmen.

Kugelfang

Material: je 1 Murmel, 1 Marmeladeglas

Die Murmel wird auf den Tisch gelegt. Das Marmeladeglas wird, mit der Öffnung nach unten, über die Kugel gestülpt. Eine Hand umfasst das Glas. Die Hand vollführt kreisende Bewegungen. Durch die Drehbewegung wird die Kugel zum Rotieren gebracht. Währenddessen kann das Glas vom Tisch gehoben werden, ohne dass die Kugel herausfällt.

Macht die Beine lang

Material: bequeme Kleidung, Socken,

Sie liegen mit ausgestreckten Beinen auf dem Rücken. Die Hände ruhen auf dem Becken. Abwechselnd wird eine Beckenseite in Richtung der Füße geschoben, sodass der Fuß scheinbar länger wird.

Handdrücken

Material: bequeme Kleidung, Socken,

Sie sind im Vierfüßlerstand. Dabei befinden sich die Knie unter den Hüften, die Hände genau unter den Schultern, die Ellbögen sind leicht gebeugt. Die Lendenwirbelsäule wird leicht hohl gemacht, die Brustwirbelsäule ist leicht rund, der Nacken wird lang gemacht.
Abwechselnd drückt die rechte bzw. linke Hand auf die Unterlage (allerdings ohne Seitbewegung des Oberkörpers).

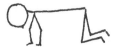

Dehnen und strecken

Material: bequeme Kleidung, Socken, Türstock

Sie stehen in Schrittstellung im Türstock. Die Arme befinden sich in Schulterhöhe. Das Gewicht wird auf das vordere Bein verlagert, und zwar so, dass es an der Schultervorderseite zu ziehen beginnt.

Dehnen der vorderen Oberschenkelmuskel

Material: bequeme Kleidung, Socken

Sie stehen aufrecht auf dem Boden. Heben Sie ein Bein. Dieses winkeln Sie im Knie ab, sodass die Ferse dem Gesäß nahe kommt. Umfassen Sie mit der Hand den Knöchel Ihres Beines. Während die Wirbelsäule gerade bleibt, schieben Sie das Becken nach vorne, bis es an der Oberschenkelvorderseite zu ziehen beginnt.

 Ab dem dritten Lebensjahr

Sich selbst die Hände reichen

Das gelingt am besten im Stehen. Dafür wird der rechte Ellbogen gebeugt und hinter den Rücken gebracht, so als wollte er das Schulterblatt berühren. Der linke Ellbogen wird ebenfalls abgewinkelt und hinter den Körper gebracht. Nun versuchen die beiden Hände einander zu erreichen. Anschließend wird die Seite gewechselt.

Rotatorix

Material: bequeme Kleidung, Socken, 1 Stockerl

Sie sitzen aufrecht auf dem Sessel. Die Oberschenkel bilden einen 90-Grad-Winkel mit den Unterschenkeln. Sie sitzen auf den Sitzbeinhöckern.
Die Hände werden vor dem Brustkorb überkreuzt und in die kleine Grube beim Schlüsselbein gelegt. Drehen Sie nun den Brustkorb mit kleinen rhythmischen Bewegungen nach rechts bzw. links. Der Kopf und der Blick bleiben dabei stabil.

Im Gleichgewicht gut ausbalanciert

Harmonische Bewegungen gelingen nur bei ausreichender Balance

Im ersten Lebensjahr **1**

Tipp Toe das Tropfenkind

Material: bequeme Kleidung, Socken, eventuell je 1 Polster für die Kniekehlen und den Kopf

Alle liegen ausgestreckt, ganz bequem am Rücken. Die Augen können, ganz nach Belieben, geschlossen werden.
Vorerst konzentriert sich jeder auf seinen Atem. Der fließt hin und her, mal ein mal aus. So lässt es sich gemütlich einer Geschichte lauschen:

Hoch oben am Himmel, siehst du dort die großen dicken Wolken. Dort hoch oben, dort ist es kalt. Weil es kalt ist sitzt Tipp Toe das Tropfenkind ganz nah bei seinen Freunden. Tipp Toe ist ein Regentropfenkind. Weil sie Freunde sind, wärmen sie einander so gut das Tropfenkinder eben können. Immer wieder schauen sie sehnsüchtig zur Erde hinunter. Sie sehen viele verschiedene Länder. Sie freuen sich am satten Grün an den riesigen glitzernden Wasserflächen und an den schroffen Bergen. Manchmal werden sie übermütig und schubsen einander gegenseitig. Sie wollen unbedingt zur Erde. Wie lange das wohl noch dauert? Die Erde, das wissen sie, wollen sie genauer sehen.

Bfff... bläst der Wind heute stark. Tipp Toe wird gehörig durchgeschüttelt. Bfff ffff noch stärker. Bald kann sich Tipp Toe nicht mehr festhalten. Kopfüber purzelt er aus der Wolke. Fröhlich singend rieseln die Tropfenkinder langsam zur Erde. Heia, das ist ein Riesenspaß. Wo wird er wohl landen? Nach einer langen Reise bei der er sich an den grünen Hängen nicht satt sehen kann, landet Tipp Toe auf einer satten Almwiese. Er landet auf einer kleinen weißen Blüte. Sie wird von den Einheimischen „Augentrost" genannt. Obwohl es schon Herbst ist, blüht diese kleine Pflanze noch immer. Er reibt sich seine kleinen Augen. Jetzt sieht er die Welt viel klarer. Der kalte Regen hat aufgehört und die Sonne schickt vielleicht die letzten wärmenden Strahlen zur Erde. Seine Freunde sind ebenfalls gelandet. Ihre kleinen Tropfen glänzen auf vereinzelten Halmen im Sonnenlicht. Der Wind weht die kleinen Blumen kräftig durch. In allen Regenbogenfarben funkeln die Tropfen. Knapp neben Tipp Toe unter einem Stein glucst es. Das ruft die Neugier von Tipp Toe hervor. „Komm zu mir, scheint das Glucksen zu rufen, wir machen gemeinsam eine weite Reise!" Tipp Toe geht dem Tone nach, es ist eine klare Quelle die sprudelnd unter einem großen Stein hervorspritzt. Tipp Toe überlegt kurz. Er ist ziemlich neugierig auf diese Reise, schließlich will er ja noch so viel erleben auf der Erde. Aber wie zur Quelle gelangen? Er überlegt kurz, da kommt die nächste Windböe. Sie trägt ihn genau zur Quelle. Blipp blupp ist er im Wasser. Sofort erfasst ihn eine gemächliche Strömung und trägt ihn mit sich fort. Vorbei an bunten Steinen, einigen Halmen und kleinen Blumen. Die Sonne glitzert wunderbar. So prachtvoll hat sich Tipp Toe die Erde nicht vorgestellt. Munter springt er mit vielen anderen Tropfen von Stein zu Stein, sodass in der Sonne kleine Regenbögen entstehen. Er ist ganz begeistert von der Welt um ihn herum. Er merkt gar nicht, dass die Strömung stärker wird. Immer mehr Tropfen wie er drängen, talwärts. Schließlich geht's noch einen großen wunderbaren Wasserfall hinab. Er springt vor Vergnügen mit den anderen Tropfen mit. Platsch, plumps ist er im Bach gelandet. Von dort ist er weiter in den Fluss und schließlich ins Meer gelangt. Er der immer viel sehen will, schwimmt natürlich ganz oben. Von den vielen neuen Eindrücken und der weiten Reise ist er allmählich müde geworden. Was glaubst du, wird er träumen? Träum doch du seine Geschichte einfach weiter. Wird er schließlich wieder auf einer Wolke landen?

Mit einer Oceandrum lassen sich zum Text passende Geräusche erzeugen. Allmählich wird das Meer schwächer und die Wellenbewegungen immer langsamer. Dann herrscht für einige Zeit gänzliche Stille. Zum „Aufwachen" atmen die Kinder tief durch. Jetzt heißt es sich genüsslich strecken. Nun dürfen die Reiseträume erzählt werden.

Stehaufmännchen

Material: bequeme Kleidung, Socken,

Sie machen einen Ausfallschritt. Der vordere Fuß steht fest am Boden. Die Zehen des hinteren Fußes stützen den Körper ab. Nun drücken Sie sich, so als würden Sie aufstehen, langsam vom Boden ab. Oben angelangt, gehen Sie, langsam wieder in die Ausgangsposition hinunter.

Schiefer Turm zu Pisa

Material: bequeme Kleidung, Socken, 1 Hocker

Sie sitzen dafür an der Kante des Stockerls. Die einzelnen Bauelemente, Becken, Brustkorb und Kopf sind genau übereinander angeordnet. Nun wird der Turm schief, er kippt nach vor. Danach wird der Turm nach hinten gekippt. Doch Achtung: die Bewegung findet nur im Hüftgelenk statt.

Seitwärts

Material: je 1 Sessel

Dafür sitzen Sie aufrecht auf dem Sessel. Die Beine stehen sicher am Boden. Nun legen Sie die Hände unter die beiden Sitzbeinhöcker. Während der Oberkörper stabil bleibt, neigen sie sich seitlich nach rechts und danach nach links. Um die Balance zu halten, werden die Beine vom Boden abgehoben und nach links also auf die Gegenseite geschwenkt.

Erweiterung
Material: je 1 Sessel

Die Hände befinden sich nicht mehr unter den Sitzbeinhöckern, sondern werden auf das Brustbein gelegt. Abwechselnd neigen Sie sich seitlich nach rechts und links, bei stabilem Oberkörper. Ebenso wie zuvor werden die Beine abgehoben und zum Balancehalten auf die Gegenseite geschwenkt.

Trockenschwimmer

Material: bequeme Kleidung, Socken,

Sie befinden sich in Bauchlage. Heben Sie den Kopf, der Blick bleibt trotzdem in Richtung Boden. Während Sie mit den Armen Schwimmbewegungen durchführen, „schauen" sie den Fischen beim Schwimmen zu.

Glücksmünzenwurf

Material: pro Kind je 1 kleine Plastikschale, Badewanne, bunter Klebestreifen oder Kreide zum Markieren der Begrenzungslinie, je 5 Glücksmünzen á 20 Cent

Die Plastikschalen werden an verschiedenen Stellen in der Wanne verteilt. Jedes Kind erhält 5 Glücksmünzen. Die Startlinie wird markiert. Nacheinander versuchen die Spielteilnehmer ihre Glücksmünzen durch genaues Zielen und Werfen in die Plastikschalen zu bringen. Das ist gar nicht so einfach.

Erweiterung
Natürlich kann man das auch „über Kopf" spielen. Doch Achtung, dass dabei nichts zu Bruch gehen kann oder jemand verletzt wird. Je weiter die Startlinie von der Wanne entfernt ist, desto wichtiger ist das genaue Zielen und Balance halten.

Körperbalance

Material: je 1 Stuhl

Sie sitzen aufrecht auf dem Stuhl. Nun wird ein Bein gehoben, abgewinkelt und auf der Sitzfläche des Stuhles abgestellt, während das andere Bein fest am Boden bleibt. Anschließend werden die Hände hinter dem Kopf verschränkt. Langsam ganz langsam wird der Körper nach hinten geneigt. Während der Atem ruhig dahinfließt, wird jene Position gehalten, in der das Gleichgewicht gerade noch gehalten werden kann.

Glossar

Auditiv: Akustisch, den Hörsinn betreffend.

Aktionspotentiale: Durch kurze elektrische Impulse ausgelöst.

Allgemeine Lautgesetze: Gesetzmäßigkeiten der Lautentwicklung. Stammen von R. Jakobson, Kindersprache, Aphasie und allgemeine Lautgesetze.

Antagonisten: Gegenspieler

Aphasie: Sprachstörungen, die durch Gefäßverletzungen, Tumoren oder Verletzungen anderer Art hervorgerufen wurden.

Apraxie: Mangel an Bewegungsplanung oder Geschicklichkeit. Mögliche Ursache dafür kann eine sensorische Integrationsstörung sein. Sie verhindert das Planen und Ausführen von nicht vertrauten Aufgaben.

Auditorisches System (auditives System): Neuronensystem, welches in der Schnecke (Cochlea) im Innenohr beginnt, durch den Hirnstamm und die mittleren Kniehöcker (corpus geniculatum mediale) des Thalamus verläuft und im auditorischen Cortex endet.

Autonomes Nervensystem: siehe vegetatives Nervensystem.

Axon: Als Axon wird der weiterleitende Teil einer Nervenzelle (Neuron) bezeichnet.

Basalganglien: Tiefliegende Strukturen in beiden Gehirnhemisphären. Sie sind an motorischen Regulationen beteiligt. Dies tun sie, indem sie unwillkürliche Bewegungen unterdrücken und die erwünschten Bewegungen stattfinden lassen.

Behaviorismus: Theorem des Spracherwerbs. Erstmals wurde diese These am Beginn des 20. Jahrhunderts aufgestellt. Demnach besteht der einzig geeignete Zugang zum Verstehen des Verhaltens anderer Personen oder eines Tieres durch Beschreiben der beobachteten Reaktionen. Kinder eignen sich durch Imitieren der Sprache der Erwachsenen die ersten sprachlichen Strukturen an. Lernprozesse werden ganz allein durch Umweltanregungen ausgelöst.

Bewegungsplanung: siehe motorisches Planen

Corpus amygdaloidem: Amygdala oder Mandelkern

Dendriten: Dendriten sind die aufnehmenden oder empfangenden Teile einer Nervenzelle.

Expressiver Sprachstil: Einer von zwei möglichen Stilen des Spracherwerbs. Kennzeichen: undeutliche Sprache, unterschiedliche Betonung auch gleicher Worte, viele grammatikalisch richtige formelhafte Phrasen. (siehe referentieller Sprachstil).

Formatio reticularis: Retikuläre Formation netzförmig aufgebaut. Kontrolliert den Schlaf-Wach-Rhythmus und den Helligkeitsgrad des Bewusstseins. Wichtig für das Integrieren und Verarbeiten.

Gehirn: Höchst entwickeltes menschliches Denkorgan. Es gliedert sich in verlängertes Mark (Medulla oblongata), Brücke (Pons), Kleinhirn (Cerebellum), Mittelhirn (Mesencephalon), Zwischenhirn (Diencephalon) und Großhirnhemisphären (Cortex cerebri oder Kortex).

Großhirnhemisphären: Die Großhirnhemisphären bestehen aus rechter und linker Hemisphäre. Weitere Unterteilung in 4 Kortexlappen, Assoziationsfelder und Projektionsfelder.

Hippocampus: Eine entwicklungsgeschichtlich betrachtet alte Struktur in beiden Großhirnhemisphären. Der Hippocampus ist an Lernvorgängen und am Gedächtnis beteiligt.

Hirnstamm: Ein Sammelbegriff. Der Hirnstamm verarbeitet Wahrnehmungen von Haut und Gelenken an Kopf, Hals und Gesicht, wie auch von bestimmten Sinnen, etwa Gehör, Geschmack und Gleichgewicht (Jessel, Kandel, Schwartz, 1995).

Hypothalamus: Der Hypothalamus reguliert selbständig endokrine Vorgänge, sowie Vorgänge in den Eingeweiden und den Verdauungsorganen.

Interaktionismus: Theorem des Spracherwerbs. Demzufolge erwirbt das Kind erste sprachliche Strukturen aus gemeinsamen Handlungsmustern zwischen Mutter und Kind.

Kognitivismus – Konstruktivismus: Theorem des Spracherwerbs. Erste sprachliche Strukturen entstehen aus sensomotorischen Strukturen.

Kortexlappen: Stirnlappen (Lobus frontalis), Scheitellappen (Lobus parietalis), Hinterhauptslappen (Lobus occipitalis), Schläfenlappen (Lobus temporalis).

Medulla oblongata: Verlängertes Mark. Sie umfasst mehrere Zentren, die lebenserhaltende, vegetative Funktionen, wie Verdauung, Atmung und Herzrhythmus kontrollieren.

Migration: Wanderung

mimisch-gestisch: Extraverbaler Ausdruck, der den gesamten Körperausdruck, also die Körperhaltung und die Körperspannung bezeichnet.

Motorneuronen: Einer der drei funktionellen Haupttypen von Neuronen. Motoneuronen bilden Synapsen mit Muskelzellen, übertragen Informationen vom Zentralnervensystem und setzen sie in Muskelbewegung um (Jessel, Kandel, Schwartz, 1995).

Myelin/Myelinscheide: Sie besteht zu ca. 80 % aus Lipiden und zu 20 % aus Eiweiß. 15 % der Lipide sind Cholesterin. Die Myelinscheide ist die Isolierschicht des Axons.

n **Nativismus – Innatismus Mentalismus:** Theorem des Spracherwerbs. Lehre von angeborenen Zeit- und Raumkonstellationen. Angeborenes Wissen um Grundstrukturen.

Neurotransmitter Botenstoffe: Eine chemische Substanz, die von einer prä-synaptischen Nervenzelle an ihrer Synapse ausgeschüttet wird, an post-synaptische Rezeptoren bindet und den Ionenfluss durch die Membran der post-synaptischen Zelle verändert.

p **Prä-synaptisches Axon:** Davor befindliches Axon.

Praxie: Planen und Durchführen von Bewegungen.

Propriozeptoren: Nehmen körpereigene Reize wie Lage der Gelenke, Muskelspannung bzw. Muskeldehnung, Berührung, Temperatur und Schmerz wahr.

Prosodie: Wichtig zum Verstehen eines Satzes. Meint Betonung, Tonhöhe, Sprachrhythmus.

r **Referentieller Sprachstil:** Einer von zwei möglichen Stilen des Spracherwerbs. Kennzeichen: besonders deutliche Aussprache.

s **Sensomotorisch:** Damit werden einlangende sensorische Informationen und die dadurch veranlassten motorischen Muskelreaktionen bezeichnet.

Sensomotorische Aktivitäten: Kontrollieren den Kreislauf, den Blutdruck, den Herzrhythmus, das Atemzentrum und die Verdauungsprozesse.

Sensorischer Homunculus: Im Gehirn gespeicherte Landkarte des Körpers.

Somatosenorischer Kortex: Jener Bereich im Gehirn der sich mit den sensorischen Informationen Berührung, Druck, Schmerz, Lageempfindung, befasst.

Sprachentwicklung: Vorsilbenstadium Gurren (Hervorbringen aller nur möglichen Laute seitens des Kindes). Silbenstadium Plappern (alle nur möglichen Silben werden produziert), Einwortstadium (Sätze bestehen lediglich aus einem einzigen Wort), Zwei-Wort-Sätze (Sätze bestehen aus zwei sinnvollen, aufeinander abgestimmten Wörtern), Geformte Mehr-

Wort-Sätze (Sätze aus mindestens drei Worten), Satzentwicklung und Vollzug des Spracherwerbs („berühmtes" Fragealter „Warum"?).

Sprachlich-verbale Ausdrucksmittel: Satzmelodie, Satzgliederung und der Satzakzent.

Sprachlich – paraverbale Ausdrucksmittel: Damit werden die Lautheit, die Tonhöhenbewegung (Melodie) und die Klangfarbe bezeichnet.

Sprecherziehung: Praxis der Erziehung zur Gesprächsfähigkeit. Das pädagogische Ziel der Sprecherziehung ist die kommunikative Angemessenheit von Gesprächen.

Stufen der Entwicklung nach Piaget und Inhelder: Sensomotorische Phase (0–18 Monate), Phase des Spracherwerbs (18 Monate–4 Jahre), Phase der Wahrnehmungsentwicklung (4–8 Jahre), Entwicklung höherer Funktionen (8–12 Jahre).

Synapse: „Spezialisierte Struktur zur Kommunikation zwischen zwei Neuronen bzw. zwischen Neuron und Muskelzelle" (Jessel, Kandel, Schwartz, 1995, S. 732). Kontakt- oder Umschaltstelle zwischen Nervenfortsätzen.

Synaptischer Spalt: Zwischenraum zwischen den Synapsen eines Neurons.

Synaptogenese: Entwicklung oder Bildung neuer Synapsen.

Thalamus: „Der Thalamus verarbeitet den Großteil der Sinnesinformationen auf dem Weg zum Großhirn" (Jessel, Kandel, Schwartz, 1995, S. 735).

Tastsinn: Besteht aus vier verschiedenen Sinnen: Berührungsempfindung, Temperatur, Schmerzempfindung, Raumlagesinn.

Vestibulärapparat: Gleichgewichtsapparat im Ohr

Zentralnervensystem: Eine von zwei anatomischen Strukturen. Zum Zentralnervensystem zählen das Gehirn und das Rückenmark.

Literaturliste

Bates E (1992) Language development. Curr. Opin. Neurobiol. 2: 180–185

Chomsky N (1981) Language and the mind. Psychol. Today 9: 46–48

Duden, Bd. 5 (1990) 5., neu bearb. Aufl. Dudenverlag, Mannheim

Eliot L (2003) Was geht da drinnen vor? 4. Aufl. Berlin-Verlag

Ferguson CA (1964) Baby talk in six languages. American Psychologist 66: 103–114

Geißner H (1981) Sprechwissenschaft. Theorie der mündlichen Kommunikation. Scriptor, Frankfurt am Main, S. 53

Geißner H (2000) Kommunikationspädagogik. Transformationen der „Sprech"-Erziehung. Röhrig Universitätsverlag, Bd. 17

Glück H (Hg) (1993) Lexikon Sprache. Verlag J. B. Metzler

Huttenlocher PR (1990) Mophometric study of human cerebral cortex development. Neuropsychologia 28: 517–527.

Jakobson R (1969) Kindersprache, Aphasie und allgemeine Lautgesetze. Edition Suhrkamp

Jessel ThM, Kandel E, Schwartz JH (1995) Neurowissenschaften. Spektrum Akademischer Verlag

Papousek M (1994) Vom ersten Schrei zum ersten Wort. Anfänge der Sprachentwicklung in der vorspachlichen Kommunikation. Hans Huber

Pehoski C (1992) Central nervous system control of precision movements of the hand. In: Development of hand skills (J. Case-Smith and C. Pehoski, eds.), S. 1–12

Piaget J (1962) Play dreams and imitations in childhood, Norton, New York

Piaget J (1969) Das Erwachen der Intelligenz beim Kinde. Klett Verlag, Stuttgart

Skinner BF (1993) Verbal behavior. N. Y. in Glück, S. 90

Printed in the United States
by Baker & Taylor Publisher Services